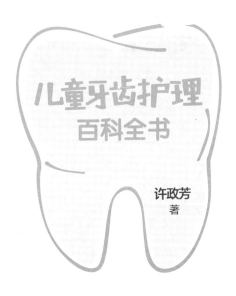

儿童牙齿护理
百科全书

许政芳
著

天津出版传媒集团

天津人民出版社

图书在版编目（CIP）数据

儿童牙齿护理百科全书 / 许政芳著 . -- 天津：天
津人民出版社，2018.9
　　ISBN 978-7-201-13877-0

　　Ⅰ．①儿… Ⅱ．①许… Ⅲ．①儿童－牙－保健 Ⅳ．
①R788

中国版本图书馆CIP数据核字（2018）第174161号

儿童牙齿护理百科全书
ERTONG YACHI HULI BAIKE QUANSHU
许政芳 著

出　　版	天津人民出版社	
出 版 人	黄　沛	
地　　址	天津市和平区西康路35号康岳大厦	
邮政编码	300051	
邮购电话	（022）23332469	
网　　址	http://www.tjrmcbs.com	
电子邮箱	tjrmcbs@126.com	
责任编辑	王昊静	
策划编辑	马剑涛	
特约编辑	吴海燕	
装帧设计	润和佳艺	
印　　刷	大厂回族自治县彩虹印刷有限公司	
经　　销	新华书店	
开　　本	880×1230毫米	1/32
印　　张	7	
字　　数	105千字	
版次印次	2018年9月第1版	2018年9月第1次印刷
定　　价	42.00元	

　　"牙好，胃口就好，身体倍儿棒，吃嘛嘛香"，多年前的一则牙膏广告，以其通俗易懂的语言告诉了我们牙齿与我们的生活有着多么密切的关系！对成人如此，对孩子更是如此。常见有些孩子由于牙齿的问题，不敢笑，不敢说话，甚至因此变得自卑；也常见有些孩子由于牙齿不好、咀嚼不利，而造成肠胃疾病、营养缺乏等。

　　究其原因，牙齿的问题还是意识的问题。近些年，随着人们生活水平的不断提高，宝宝的喂养方式也发生了巨大的变化，与此同时，宝宝的口腔卫生状况也随之改变。20世纪80年代之前，宝宝们几乎都是吃妈妈的乳汁长大的；而现在各种甜味配方奶粉的大量使用，以及各种淀粉类或含蔗糖的低月龄宝宝的辅食及零食的添加，使得宝宝的口腔卫生环境已经发生了很大的变化。但是，很多家长对牙齿的观念却依旧停留在"乳牙不用刷，坏了不用管"上，无数家长照顾孩子牙齿的行动远远滞后于孩子口腔所面临的新形势。

然而，对于每一个孩子来说，牙齿是否健康、美观是影响他们一生的大事。作为新时代的家长，如果您想让孩子从小就拥有一口结实又美观的牙齿，不妨翻开这本书，书中的内容对家长、孩子都将有所裨益。

本书按照儿童牙齿的发育阶段分别进行介绍，从牙齿的特征、日常口腔保健，到如何刷牙、如何选择牙具，从牙科检查，到就医，再到矫正等，都为家长们提供了简单、实用、有效的建议。

如果您的宝宝还没有长出牙齿，那么您通过本书可以了解到牙齿的发育过程，它们将在何时、将要怎样一一"破土而出"，您要如何爱护这些像小珍珠一样的宝贝。

如果您的孩子已经进入换牙期，那么您通过本书可以知道哪颗牙齿会成为"急先锋"，哪颗牙齿会战斗到最后。

如果您的孩子已经有了一口坚实的恒牙，那么您通过本书可以了解到如何让孩子的一口恒牙咬到老，平时的口腔习惯，哪些要摒弃，哪些又值得表扬。

如果您的孩子不幸已经患上了龋齿，或者有其他一些牙齿方面的问题，那么您通过本书将会知道接下来要如何补救，如何让孩子的牙齿不再受到伤害。

总之，本书从小宝宝的牙齿还未萌出开始，到牙齿患病治疗结束，用通俗易懂的语言、简单有效的方法，为家长们提供了全面细致的帮助。

最后，希望家长们记住一句话："孩子的一生中，牙齿不可替代。"愿每一个孩子都拥有一口健康洁白的牙齿，愿每一个孩子都能展露出阳光自信的笑容！

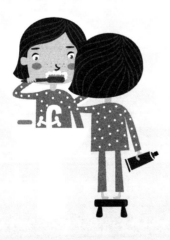

目录

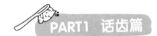

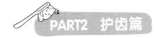

PART2　护齿篇

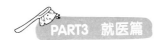

PART3 就医篇

第十章 做好居家保健，巩固诊疗效果

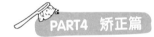 **PART4 矫正篇**

第十一章 掌握矫正知识，才能不慌不乱

第十二章　孩子的配合度，决定矫正进度和效果

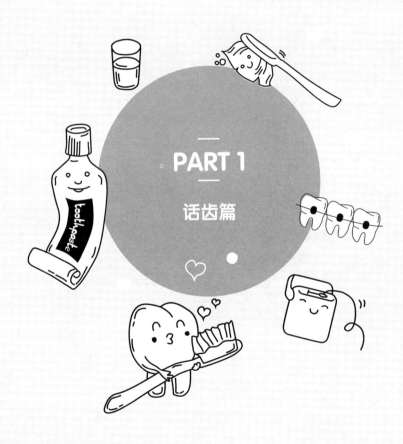

PART 1

话齿篇

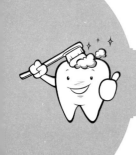

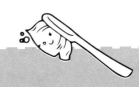

第一章

漫话牙齿

一口好牙，究竟有多重要

亲爱的爸爸妈妈们，可还记得当你听见宝宝的第一声啼哭时那喜悦的泪水？是的，为了孩子的将来，你也许早已从物质到教育都做好了十足的准备。可是，你有没有想过用心呵护宝宝的牙齿，对他们来说有多么重要呢？

对于孩子来说，拥有一口好牙，作用是十分巨大的。那么，都有哪些好处呢？主要有以下几点：

1. 牙齿好，营养才能跟得上

爸爸妈妈们都知道，对食物进行细致的咀嚼是我们的身体消化食物、摄取营养的第一步。这是因为食物只有经过牙齿细致的咀嚼后，口腔分泌的唾液才能够将食物充分浸润，并对其进行最初的营养分解。然后食物进入到胃里，胃部分泌的消化液对食物进行二次分解、消化，使其成为食糜。食糜会继续向前进入小肠与肠壁充分接触，食物的绝大部分营养也就此被身体吸收。

然而，想要实现充分咀嚼，一口好牙是必不可少的。如果孩子的牙齿咬合不好，或是有龋齿，那么孩子在咀嚼的过程中就会因为疼痛不适而逃避咀嚼这个过程，只是习惯性地随便咀嚼两下或者直接把食物狼吞虎咽下肚。这样一来，即使再丰富的营养也得不到充分的分解、消化和吸收，久而久之，孩子就会营养不良。

2. 咀嚼能力好，智力也受益

日本一位医学教授经研究发现，人的颌面部肌肉与大脑之间存在一条"秘密通道"。当我们进行咀嚼的时候，就会牵动面部的肌肉，从而促进头部的血液循环，进而使脑细胞获得更加充分的氧气和养分，大脑也便更有活力。不仅如此，咀嚼还可以让味觉和嗅觉神经处于兴奋状态，这对大脑来说也是一种良好的刺激，从而促进大脑发育。

特别是对于孩子来说，他们正处于智力发育的关键时期，此时如果能够适当咀嚼一些质地偏硬的食物，比如花生、腰果、板栗等坚果，以及芹菜、竹笋、玉米、荞麦等蔬菜、杂粮，那么对他们的智力和记忆力都会大有裨益。相反，如果孩子因为牙齿问题咀嚼能力差，那么大脑就会因为缺乏一些必要的刺激而变得"懒惰"起来。

3. 牙齿漂亮，孩子更自信

笑，是人自信的表现，然而，有些孩子却总是不敢笑，原因就是自己的牙齿不甚美观，比如小歪牙、大龅牙、牙齿发黄、牙齿缺损等，一笑就暴露了自己牙齿的缺陷，甚至还可能遭到小伙伴们的嘲笑，孩子也因此而变得自卑起来。

此外，牙齿有问题也常常对孩子的脸型形成影响。孩子的脸部轮廓美不美，在很大程度上取决于其鼻尖、嘴唇以及颌部是否在同一条直线上。如果孩子的牙齿不整齐，这三点就极有可能不在同一条直线上，甚至出现嘴唇变形、下颌后缩等颌面部的畸形，从而影响孩子面部的美观，使孩子变得不自信。

因此，让孩子拥有一口好牙，是孩子自信人生的开始，爸爸妈妈们一定要重视起来。

乳牙与恒牙，一对接力好兄弟

从宝宝长出第一颗乳牙，到2岁半左右乳牙全部萌出，再到6岁左右第一颗恒牙取代乳牙的位置，直到12岁左右乳牙全部被恒牙替换，这样一个漫长的接力过程，孩子的乳牙与恒牙究竟是怎样一点一点变化的呢？

乳牙的萌出

乳牙的萌出通常会遵循先中间后两边的规律，其顺序为：乳中切牙、乳侧切牙、第一乳磨牙、乳尖牙、第二乳磨牙。

每一颗牙齿的形态和功能都是相匹配的。下面就介绍下乳切牙、乳尖牙和乳磨牙的形态和功能。

乳切牙：切牙，即我们俗称的"门牙"。形如大刀，主要功能是将食物切断，比如咬苹果、黄瓜等，切牙将其切成小块，然后转送到磨牙。磨牙经过反复咀嚼将食物碾磨细碎，最后进入食道。

乳尖牙：形如匕首，主要功能是刺碎、撕裂食物。我们都知道，虎、豹、狼等肉食动物都有着尖尖的牙齿，用来撕裂食物。而这些动物的牙齿与我们人类的尖牙十分相似。

乳磨牙：形状大而方，用来捣碎和碾磨食物。磨牙之所以有这样的功能，这和它的结构是分不开的。磨牙的咬合面并不平整，而是纵横起伏，有的如山峰凸起，有的如沟壑低凹。当上下磨牙咬合时，凸起与低凹相吻合，使得捣碎食物更加有力。

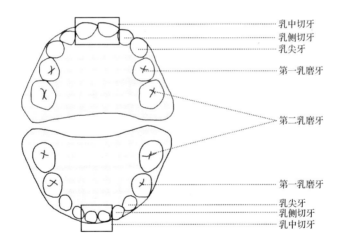

乳中切牙
乳侧切牙
乳尖牙
第一乳磨牙

第二乳磨牙

第一乳磨牙
乳尖牙
乳侧切牙
乳中切牙

恒牙的替换

孩子从6岁左右开始逐步换牙，乳牙渐渐脱落，恒牙则陆续取而代之，直到12岁左右，20颗乳牙全部被恒牙替换。

除了这20颗乳牙之外，孩子6岁左右时，第二乳磨牙的后方会悄无声息地萌出一颗新牙，即第一恒磨牙，也就是我们常说的"六龄牙"，上下左右各一颗。因为这四颗牙齿的萌出是悄无声息的，所以通常不会被注意到，爸爸妈妈也常常认为它们是乳牙。但实际上，这四颗牙齿并不会被替换，而是跟随孩子一生。

　　随着孩子牙弓的继续发育，在孩子12～13岁时，第一恒磨牙的后方会继续萌出第二恒磨牙，也是上下左右各一颗。至此，加上已经替换了乳牙的20颗恒牙，孩子的口腔内已经有了28颗牙齿。但这些恒牙还需要几年的时间才能逐渐发育成熟。

　　再之后，第三恒磨牙会萌出，也就是智齿。但并不是每个人的智齿都一定会萌出，因此成人的牙齿通常是28～32颗。

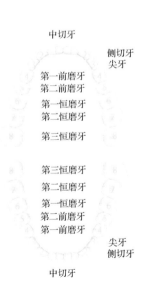

中切牙

侧切牙
尖牙
第一前磨牙
第二前磨牙
第一恒磨牙
第二恒磨牙

第三恒磨牙

第三恒磨牙

第二恒磨牙
第一恒磨牙
第二前磨牙
第一前磨牙

尖牙
侧切牙

中切牙

恒牙与乳牙的区别

　　与乳牙相比，恒牙除了切牙、尖牙和磨牙外，还多了一种，即"前磨牙"。所谓前磨牙，其实是替换乳磨牙而长出来的牙齿，它们位于尖牙和磨牙之间，既有尖牙撕裂食物的功能，又有磨牙研磨食物的功能。但也正是因为它们的"二合一"，使得它们在哪一方面都不够突出，其重要性也就既不如尖牙也不如磨牙。这也是我们常见有些孩子的牙齿特别拥挤需要做拔牙矫正时，医生通常会选择拔除前磨牙的原因。

原来牙齿长这样

爸爸妈妈们越来越意识到宝宝牙齿的重要性，同时对宝宝的牙齿也越来越关心。可是，爸爸妈妈们，你们了解牙齿吗？知道牙齿的构造究竟是怎样的吗？下面我们就来了解一下吧。

广义的牙齿构造包括牙齿和牙周组织两大部分。牙周组织即牙齿周围的组织，包括牙龈、牙周韧带和牙槽骨。如果这些组织生病了，我们就统称其为牙周疾病。牙周疾病是成人牙科的常见病，不过，偶尔也会发生在孩子的身上，爸爸妈妈们万不可掉以轻心。

那么，牙齿的构造究竟是怎样的呢？医学证实，不论是乳牙还是恒牙，它们都是由三部分组成的，即肉眼可见的牙冠、被牙龈包围着的牙颈和埋在牙槽骨中的牙根。如果我们把牙冠比作一棵大树，那么牙根就是大树埋在土里的根。

牙冠

牙冠就像是一个天然的食物料理机，负责切割、磨碎食物。它由牙釉质、牙本质和牙髓三部分组成。

（1）牙釉质。牙冠外层最坚硬的白色组织，它是人体最坚硬的组织，主要由钙、磷等无机物构成。

（2）牙本质。在牙釉质的里面就是构成牙齿主体的淡黄色的牙本质。牙本质内有很多细细的小管，即牙本质小管。这些小管可从牙本质通达至牙齿内部的牙髓组织。因此，如果牙本质被蛀，或者当我们吃特别凉、特别热或其他特别刺激的食物时，就可能会感到酸痛或不舒服。

（3）牙髓。尽管牙冠是人体最坚硬的组织，但在牙齿的内部却是一个空腔，里面布满了神经、血管等组织，即牙髓组织。我们通常所说的牙神经，指的就是牙髓里面的各种组织，一旦牙釉质磨损导致牙本质，甚至牙髓外露，我们的牙齿就会变得格外敏感。

牙根

牙根就好比大树的根，树越大，根就越强壮，只有这样才能将牙齿牢牢地固定住。比如，长在前面的门牙、尖牙等只需要一根牙根就能被固定在牙槽骨里，而长在后面的磨牙由于块头大、力量强，用来固定它们的牙根要多出1~2根，才能使其更加牢固。

牙根和牙冠一样，也由三部分组成，包括最外层的牙骨质、内层的牙本质以及牙髓组织。牙骨质包绕在牙根表面，较薄，偏黄；牙本质和牙髓则与牙冠的牙本质和牙髓为一体。

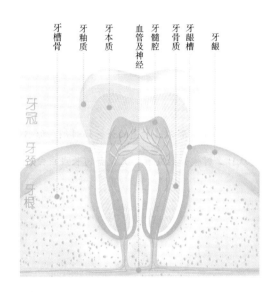

牙宝宝的成长史

了解才能深爱。那么，亲爱的爸爸妈妈们，你们知道宝宝的牙齿是从什么时候开始发育，又是如何长成白白硬硬的小牙齿的吗？

一颗小小的牙齿从无到有，从生长到萌出，要经历三个阶段：生长期、钙化期和萌出期。

生长期

事实上，当宝宝还在妈妈肚子里的时候，小牙齿就已经在发育了，这就是牙齿胚胎的发生期。当宝宝还是5~7周的小小胚胎时，口腔的位置就会有一层上皮增生，这层上皮增生会渐渐形成牙板。紧接着，牙板内陷向下凸起，细胞分化增生，就会形成一个一个的小圆球，这些小圆球就是宝宝的乳牙胚。乳牙胚有一圈外皮，即牙囊。牙囊作为保护层，其作用是保护牙胚。牙胚内孕育着的蓬勃的生命力，促使牙胚内的牙齿结构逐渐分化形成。

另外，不仅是宝宝的乳牙这么早就开始发育了，就连有些恒牙的牙胚也会在胚胎四个月的时候开始发育。所以，孕妈妈在这段时间一定要注意营养均衡，否则宝宝的恒牙可能会受到影响。

钙化期

牙齿的钙化期就是牙体组织形成的时期，虽然乳牙胚已经形成了，但里面还是水汪汪的，一直到牙胚内部结构开始钙化，牙胚内部才会形成硬硬的牙体组织。在钙化期，最先发育的是牙冠。牙冠的发育就如花朵一层层生长一般，牙胚的牙釉质和牙本质结构逐渐增厚、矿化，一层层累积钙化，最终形成牙体硬组织。而包裹在层层硬组织里的"花心"则将发育成富含神经血管的牙髓组织。

值得注意的是，胎儿在4～6个月，也就是宝宝乳牙的硬组织开始形成的时间，如果孕妈妈在这段时间内严重缺乏营养，就有可能导致胎宝宝牙齿的釉质发育不良，从而使得宝宝的乳牙容易发生问题。

萌出期

钙化期之后就是萌出期，在牙冠形成之后，牙根开始发育。牙根就像种在土里的种子，有一股巨大的力量。这股力量推动着牙齿逐渐向外萌出，使得牙冠的高度越来越高，直到完全萌出。我们需要了解的是，牙冠的大小在萌出时就已经形成了，它不会随着年龄的增大而继续变大。另外，在牙根发育到2/3时，牙齿会冲破牙龈而萌出，之后牙根继续发育，牙齿继续萌出，直到上下牙齿能够稳定接触才会停止。

不过，即便牙冠已经完全萌出，牙根也不会停止发育。一般来说，牙根要完全发育好，还需要1～3年的时间。如果在牙根发育完毕之前，宝宝的牙齿就被"蛀虫"侵害了，特别是如果"蛀虫"已经侵入了牙齿内部的牙髓，牙医在治疗的时候，就必须要考虑到尚未发育好的牙根，因此治疗起来就相对复杂了。

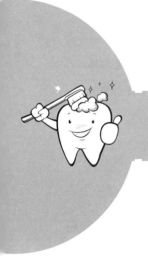

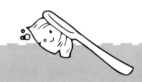

第二章
护齿小常识

马牙是牙吗

有些宝宝刚刚出生一个月，甚至刚刚出生几天，爸爸妈妈就发现宝宝的牙龈上出现了有些硬度的小白点，好像牙齿冒了尖。真是奇怪，这么小的宝宝怎么就长"牙"了呢？

有不少小宝宝都出现过这样的情况，即在刚出生后不久，牙龈上就出现了有些硬度的小白点，老人们都称其为"马牙"。那么，马牙算不算牙齿呢？它们又是怎么来的呢？

马牙不是牙

我们知道，牙齿是由生长在颌骨内的牙胚发育而来的，牙胚继续发育形成牙釉质、牙本质的结构。紧接着，牙根也开始发育，蕴藏在牙胚里的蓬勃的生命力就会促使小牙齿从牙龈处猛冲了！在牙胚形成的过程中，如果牙板上有个别"不老实"的细胞不肯加入左右两边任何一个牙胚的阵营，而是要"自立山头"的话，那么它们就会逐渐分化，演变成一个个白色的、小米粒状的角化物，在宝宝的牙龈处钻出来，这就是俗称的"马牙"。

所以，马牙并不是正常的牙齿，而是分化异常的角化物。

长了马牙怎么办

实际上，马牙并没有什么危害，通常情况下也不需要治疗，一段时间之后它会自行脱落，而其余的乳牙也都会正常萌出。很多人都认为这种非正常的牙齿对宝宝一定不好，于是会采用用针挑或者用纱布使劲擦的方法，想去除马牙。但这样做是非常危险的，宝宝的口腔非常娇嫩，一旦操作不当，就很容易造成宝宝口腔局部感染，带来更大的麻烦。

因此，如果宝宝长了马牙，爸爸妈妈只要静静地等待它们自生自灭就好了。

宝宝过早长了牙齿怎么办

临床上，宝宝在出生时或出生后不久，口内长出正常形态的牙齿的情况也时有发生。这样的小白牙不是马牙，而是过早萌出的乳牙。这些早萌牙通常发生在下颌切牙。那么，遇到这种情况时该如何处理呢？可以从以下几种情况来分析：

（1）如果这颗早萌的牙齿松动严重，可能会脱落，为了避免宝宝误吸入气管而发生危险，牙医们通常会建议拔除。

（2）如果这颗早萌的牙齿没有松动，就可以不做任何处理。

（3）如果这颗牙齿边缘尖锐，影响了宝宝吃奶，或者造成舌底或口腔其他部位划破溃疡，那么牙医就会将其锐利的边缘调磨圆钝，以减少牙齿对宝宝身体组织的刺激。

总之，不论是马牙，还是早萌的正常牙齿，爸爸妈妈在发现宝宝口腔内有白点冒出时，都不要擅自行动，一定要请牙医检查确认，进行妥当处理。

寻找蛀牙的元凶

爸爸妈妈和小宝宝们都一定非常痛恨蛀牙，那么造成蛀牙的真正元凶是谁呢？就让我们一起擦亮眼睛看一看吧。

很多爸爸妈妈都知道，以前很少有人将蛀牙叫作"龋齿"，更多的人习惯将其叫作"虫牙"。的确，世界医学史上有关龋齿的最早记载是我国殷商时代的甲骨文中的象形字"龋"，用牙齿上的一只小虫来表示蛀牙。同样的，在西方约2000年前的罗马帝国时代，人们也一直认为蛀牙就是牙虫咬坏了牙齿。直到19世纪，人们发现了细菌的存在，才真正揭开了蛀牙的庐山真面目，翻开了蛀牙病因的新篇章。

致龋菌和它的"小房子"

现代医学证实，人体口腔内存在的某些细菌（我们称之为致龋菌）驻扎在牙齿的表面，产酸的同时也具有耐酸的特性。这些致龋菌在牙齿表面形成一层膜，也就是牙菌斑。牙菌斑就好比是细菌们的房子，有了自己的房子，致龋菌们便肆无忌惮地为所欲为了。它们把牙齿上的食物分解、产酸，而那些积累在牙齿表面的酸会使得牙齿的硬组织脱矿，钙、磷等离子一旦从牙齿里游离出来，牙齿的硬度也就降低了。之后，小牙齿逐渐崩解，形成龋洞，如果龋洞深达牙髓，就容易造成牙髓感染，引发疼痛。情况严重的，还有可能会波及根尖，造成根尖周围炎症，甚至会让宝宝的面部都肿胀起来。

检测致龋菌，提前预防

值得注意的是，致龋菌的数量水平与龋齿的发生率成正比，因此，对口腔中致龋菌的数量进行检测成为预测龋齿发生率的一种方法。这种方法安全、简便，不会给宝宝造成任何不适，它只需要医生们将受试宝宝的唾液送到实验室，通过检测出的细菌含量，就可以预判受试宝宝的龋齿易感性，从而区分龋齿易发人群和不易发人群，提示医生有针对性地制定预防治疗方案。

此外，科学家们通过对婴儿与照顾他们的亲近者口腔内的致龋菌基因进行检测发现，婴儿口内的细菌主要来源于母亲和他的亲近照顾者。因此，爸爸妈妈和照顾宝宝的人在照顾宝宝时一定要注意卫生，避免亲吻宝宝的嘴，并且为宝宝准备单独的进食用具，以减少家庭成员之间口腔细菌的传播。

科学家们还对双胞胎、兄弟姐妹以及家族人群口腔内的致龋菌进行基因分析，结果发现，龋齿有遗传的可能性。尽管这项结论仍在进一步的研究当中，但如果爸爸妈妈本身患有龋齿，那么则更应该加强注意。

现在，我们知道了导致龋齿的元凶——致龋菌，也知道了蛀牙其实是致龋菌产酸引起的牙齿腐坏。因为每个人口腔内的细菌种类和数量各不相同，所以就算两个宝宝饮食相同、刷牙方式相同，也会出现有的宝宝长了蛀牙，而有的宝宝没有长蛀牙的情况。

虽然致龋菌是蛀牙的罪魁祸首，但仅凭这个单一因素是不能造成蛀牙的，只要日常注意宝宝的饮食和清洁习惯，就会对致龋菌"作案"产生阻碍作用，从而保证其他的小牙齿不被侵害。

宝宝夜间吃奶要不得

不少妈妈都因为宝宝夜间吃奶而苦恼，原因是妈妈连个囫囵觉都睡不了。可是妈妈们，你们可知道，宝宝夜间吃奶不仅让你辛苦万分，还对宝宝的牙齿有百害而无一利啊！

对于宝宝们来说，母乳或配方奶是他们茁壮成长的重要营养来源，但是这些营养物质也同时为细菌的繁殖提供了丰富的养料，所以，爸爸妈妈一定不能掉以轻心哦！

吃夜奶对宝宝牙齿的危害

当宝宝的乳牙萌出后，如果宝宝习惯含着奶头睡觉，或者夜间频繁喂奶，蛀牙发生的概率就会比夜间不喂奶的宝宝高很多。那么，为什么白天也一直吃着的奶到了夜间就成了"创造"蛀牙的"坏蛋"了呢？

这是因为，白天时宝宝咿咿呀呀说个不停，即便不说话，宝宝的口腔也是不断运动着的，从而可以摩擦清洁牙面；而在夜间，宝宝在睡着的时候口腔处于静止状态，此外夜间宝宝口腔的唾液分泌减少，对牙面的冲刷清洗作用较之白天也大大降低，因此夜间睡眠是口腔自洁最薄弱的时候。如果宝宝在夜间喝奶，这些奶水会聚集在牙齿表面，牙齿表面附着的细菌就会抓住机会有效利用这些养分大量繁殖，并分解代谢出酸。这些酸会腐蚀牙齿，使之形成龋齿。而频繁的夜奶延长了营养物质停留在牙齿表面的时间，让细菌更加有机可乘来腐蚀牙齿。

母乳宝宝也不能吃夜奶吗

与奶粉相比，由于母乳中含有免疫成分，因此母乳喂养的宝宝，龋齿的发生率要低，甚至也有研究表明，母乳喂养与婴幼儿龋齿并无显著关系。因此，母乳喂养的妈妈们的确可以稍微放心一些，但是这并不是说母乳喂养的宝宝就不会发生龋齿。有研究发现，如果宝宝到了一岁半以后，仍然频繁吃夜奶，那么宝宝的龋齿发生率也会增加。因此，母乳喂养宝宝的妈妈们也不能对夜奶坐视不管。我们鼓励母乳喂养，但不鼓励一岁以后还在夜间频繁哺乳，这既不利于妈妈的休息，也不利于宝宝的睡眠，且对宝宝的牙齿健康有潜在的危害。因此，一旦宝宝牙齿萌出后，妈妈就要尽量减少并逐渐戒除夜奶。

什么时候戒除夜奶

根据前面所说，导致龋齿的元凶是致龋菌，而致龋菌如果没有牙齿这个工作场所，或者没有奶水这样的营养物质，又或者奶水不给致龋菌时间来繁殖，都不会产生蛀牙。也就是说，只要宝宝有了牙齿，就等于致龋菌有了活动场地，而奶这个营养成分如果是在夜间进来，就延长了致龋菌繁殖产酸并伤害牙齿的时间，也就使得宝宝的牙齿容易受到侵害，产生蛀牙。

因此，当孩子的第一颗牙齿萌出后，妈妈就要尽量开始减少夜奶次数，最好在孩子一岁的时候完全戒除夜奶，特别是用配方奶进行奶瓶喂养的宝宝，更要提早戒除夜奶。

值得一提的是，如果一岁以上的宝宝，白天喝奶并没有规律，随时想喝就喝，糖果饮料也没有限制，又没有刷牙漱口，那么即使宝宝不吃夜奶，也一样存在极高的蛀牙危险！

乳牙蛀了需要补吗

不少爸爸妈妈都觉得乳牙蛀了不用补，反正早晚要换掉。

可是，事实真是如此吗？

据报道，两岁宝宝的乳牙龋齿发生率在20%左右，而到了五岁时，龋齿的发生率可达67%。在学龄前儿童中，龋齿的发生率竟然如此之高，简直令人惊叹！但是，很多家长不以为然，因为这些家长认为，乳牙在六岁以后会逐渐脱落，新牙会逐渐萌出，所以，乳牙即便有了龋齿也无所谓。但事实真的是这样吗？这些终将要脱落的龋坏乳牙需不需要补呢？

乳牙龋齿的"八宗罪"

（1）牙齿形态被严重破坏，食物嵌塞卡在洞内，压迫髓腔内的牙神经引起疼痛；

（2）引起牙髓发炎，甚至半夜痛醒无法入睡；

（3）蛀牙的残存牙根可能会发炎并穿破牙龈，刺伤嘴唇或脸颊部软组织，造成溃疡糜烂；

（4）蛀牙也可能成为病灶，病菌随血液流动引发全身其他组织器官的感染，尽管全身感染的概率较小，但有时也会发生；

（5）影响孩子的进食和咀嚼，饭吃不好，营养跟不上，抵抗力下降，生长发育也受影响；

（6）门牙龋齿发黑影响形象，使得孩子不敢张嘴笑，变得胆小，不爱说话，影响孩子的心理健康；

（7）龋齿导致的牙齿缺失，影响孩子的准确发音；

（8）如果乳前牙大范围龋坏缺损，孩子无法用前牙咬物，这样可能会导致上颌骨发育不足，从而使牙列发育、咬合功能，乃至孩子的脸型都会受到影响。

乳牙龋齿对恒牙的影响

乳牙龋齿不仅有上面的"八宗罪"，一旦乳牙龋齿严重损坏，还会危害到尚未萌出的恒牙，这可是要跟随孩子一生的牙齿啊。

在第一章中我们讲过，恒牙的牙胚是生长在乳牙牙根下方的，因此，当乳牙上出现龋洞，进而发生牙齿根尖周围炎症时，就相当于将恒牙的牙胚置于炎症和脓液的环境中。恒牙牙胚长时间在这样恶劣的环境中挣扎生存，其发育就必然会受到影响，发生恒牙釉质发育不良或恒牙异位萌出等情况。

不仅如此，如果乳牙龋坏严重而不加以治疗，一旦牙体崩解，孩子还没有到换牙的年龄，乳牙就已经脱落，那么乳牙下方的恒牙就会过早萌出。这种过早萌出的恒牙牙根尚未发育好，牙根短小甚至没有牙根，因此，萌出后很容易松动脱落。此外，当乳牙龋坏过早脱落后，在下方的恒牙没有萌出之际，两边相邻的牙齿就会向这里生长而挤占这个空位。等到恒牙要萌出时，就会因为没有足够的空间而只能斜着从侧方萌出。这样一来，牙齿排列就肯定不齐了！

由此可见，乳牙有了蛀牙，如果不及早进行补牙治疗，任其发展，那么它给孩子带来的伤害就会越来越大。所以，爸爸妈妈们千万不要再抱着"反正乳牙还要换掉"的心态不以为然，只要发现孩子有蛀牙，就一定要及早进行修补和治疗！

被忽略的毁牙坏习惯

现在大多数爸爸妈妈都了解牙齿对于宝宝的重要性，也都努力地保护着宝宝的小牙齿。但是，即便这样，有一些毁牙的坏习惯还是常常被忽略。那就让我们看看有哪些坏习惯需要纠正吧。

1. 把牙齿当工具

爸爸妈妈都知道牙齿是用来吃东西的，而不是用来代替剪刀或开瓶器的，但是生活中有些爸爸妈妈却习惯用牙齿撕咬包装袋，或者用牙齿开酒瓶等。小宝宝看到这样"神奇"的一幕也免不了有样学样，于是，也学着用小牙齿撕开零食的包装袋或打开其他物品。对于这种情况，爸爸妈妈一定要以身作则，不要给宝宝做坏的示范，并及时制止宝宝，告知利害，教会他们如何正确使用打开这些东西的工具。一旦宝宝体验到了使用工具的神奇和简便之后，就不会再把自己的牙齿当工具用了。

另外，有些宝宝在紧张的时候习惯用牙咬指甲或者衣角、袖口等，看似牙齿啃咬的并不是硬物，但一样容易磨损牙齿，重要的是这会让下巴长时间处在向前突出的状态，容易造成牙齿畸形，因此，爸爸妈妈们务必要帮助宝宝戒除这样的习惯。

2. 单侧咀嚼

宝宝的乳牙是一颗一颗萌出的，在这一阶段，宝宝口腔里的牙齿总是有的地方有的地方没有，左右两侧的牙齿发育也并不完全同步，此时宝宝为了咀嚼方便，就容易形成偏侧咀嚼的习惯。即使不久后另一侧牙齿萌出，由于宝宝已经习惯了用一侧咀嚼，因此也还是会不自觉地只用单侧进行咀嚼。

一旦养成了单侧咀嚼的习惯，孩子的牙弓就容易向着咀嚼侧旋转，而另一侧的牙弓就会由于用尽废退而发育不良，导致下颌向咀嚼侧偏斜，出现脸型不对称的情况。不仅如此，对于单侧咀嚼的宝宝来说，另一侧牙齿由于没有食物的摩擦和冲刷，又很容易堆积牙垢，形成龋齿。

因此，在宝宝进餐的时候，爸爸妈妈们一定要多留心观察宝宝是否存在单侧咀嚼的问题。一旦发现，要及时提醒和纠正。对于废用侧，突然进行咀嚼动作，可能会出现牙齿和牙龈的不适感。在这种情况下，爸爸妈妈也不要放弃，要对废用侧进行适当的按摩和刺激，可以先试着让宝宝用废用侧来咀嚼一些软烂的食物，等宝宝习惯用该侧咀嚼后就可以两侧并用咀嚼食物了。

3. 胡乱剔牙

不少家长都有饭后拿牙签剔牙的习惯，于是孩子也会跟着有模有样地学。这对孩子来说有百害而无一利，原因是宝宝还小，常常把握不好力量的轻重，一不小心就可能刺伤牙龈；而来自牙签更大的刺激力量，还会导致牙龈乳头萎缩，使得牙缝慢慢变宽，食物就更容易塞进牙缝里。另外，由于牙签需要用手直接接触，也很难保证其绝对卫生，而一旦牙龈黏膜被剔破，细菌进入后则可引发感染。

因此，如果不存在塞牙的情况，家长们应该改掉自己乱剔牙的习惯。如果家长或宝宝出现塞牙的情况，也要尽量学会使用对牙齿伤害较小的牙线，让孩子在一种良好的牙齿护理氛围下成长，他会很自然地养成良好的牙齿护理习惯。

4. 刷牙用力过大

孩子喜欢刷牙是好事，但孩子的小手对于力度的掌控还不是那么驾轻就熟，因此一心想要刷干净牙齿的宝贝们，往往会出现刷牙用力过大的情况。时日长久，同样会造成牙齿表面牙釉质和牙本质间那块薄弱的部分过分磨损，引起牙龈损伤和牙本质敏感，进而形成楔状缺损，甚至还会造成牙髓暴露等不良后果。因此，家长们在督促孩子勤刷牙的同时，也一定要告知他们正确的刷牙方法，掌握合适的力度。

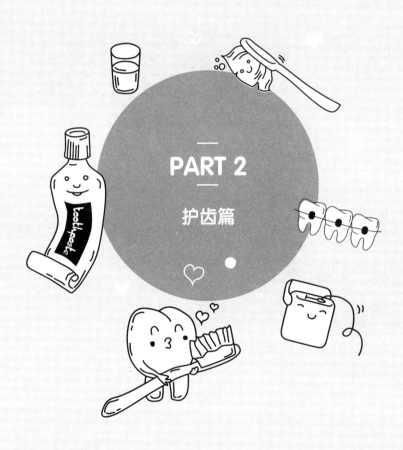

PART 2

护齿篇

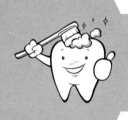

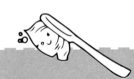

第三章
婴儿期（0～6个月）：牙宝宝的健康
要从"零"抓起

哺乳妈妈需要多补钙吗

我们经常会听人说，小宝宝的所有营养都来源于母乳，因此哺乳妈妈一定要多补钙，宝宝的牙齿才能长得好。可是，这种听起来很有道理的说法是否科学呢？

宝宝牙齿好坏与钙的关系不大

很多人都想当然地认为母乳中的钙与宝宝的牙齿有着密不可分的关系，于是不少哺乳妈妈都会担心自己母乳中的钙含量不足而影响宝宝的牙齿发育，于是拼命补充钙质。但实际上，科学研究发现，对于0～6个月的小婴儿来说，只要每天摄取足够的母乳，那么母乳中的钙质就足够了。因此，哺乳妈妈并不需要额外过分补充钙质，只需要保证每天均衡营养的饮食即可。

哺乳妈妈营养均衡最重要

要想让宝宝有一口好牙，不应该只强调钙质，而是要保证母乳的营养均衡，只有这样，才能给宝宝的牙齿提供一个良好的生长环境，让宝宝长出一口健康的好牙。

营养均衡就是要求哺乳妈妈饮食均衡，除了钙之外，其他如蛋白质、维生素、微量元素等都很重要。举例来说，如果哺乳妈妈的饮食中没有足够多、足够优良的蛋白质，那么宝宝就不能通过母乳获得足够多、足够优良的蛋白质，而母体就必须消耗自己体内原本储存的蛋白质来补充。长此以往，哺乳妈妈和宝宝都会营养不良。试想，一个营养不良的宝宝，是不是牙齿发育不良的概率也增大了呢？

宝宝与妈妈每日钙质摄取量

钙在宝宝的成长中的确占有重要的地位，也因此备受爸爸妈妈们的瞩目，但即便如此，钙的摄入也并非多多益善。因为我们体内的营养素都有一定的比例，一旦某些营养素过量，不仅对身体没有帮助，还会给身体造成负担。

宝宝每日钙质摄取量建议

年龄	建议摄取量／日
0～6个月	300mg
6～12个月	400mg
1～4岁	600 mg

年龄	建议摄取量／日
4～7岁	800 mg
7～11岁	800 mg
11～14岁	1000 mg
14～18岁	1000 mg

妈妈每日钙质摄取量建议

阶段	建议摄取量／日
孕早期	800 mg
孕中期	1000 mg
孕晚期	1200 mg
哺乳期	1200 mg

安抚奶嘴的利与弊

无论是在电视节目中还是在日常生活里，我们都会经常看见萌萌的小宝贝们嘴里叼着安抚奶嘴怡然自得的样子。然而，对于安抚奶嘴的是是非非也的确让很多爸爸妈妈摸不着头脑。

我们都知道一个道理，事物的存在必然有它存在的理由。但同时，美国儿童牙科协会在2004年发表声明，不提倡给6个月以上的宝宝使用安抚奶嘴。可见，安抚奶嘴既有它的好处，也存在着一定的风险。

安抚奶嘴的积极作用

临床观察发现，使用安抚奶嘴可以在一定程度上缓解婴儿的疼痛，比如，一些外科手术之后，婴儿通过吮吸安抚奶嘴可以达到心理上的安慰，并缓解术后疼痛。

除此之外，使用安抚奶嘴还有助于降低婴儿猝死综合征。婴儿猝死综合征多发生于两岁以内的婴幼儿，是一种急性突发性病症。医学家们通过研究，发现安抚奶嘴的合理使用对有效降低该病的发生率似乎很有作用。这是因为，婴儿吮吸奶嘴时，舌头靠前，不容易阻塞呼吸道；而且对于使用安抚奶嘴的婴儿来说，当他们翻身时，由于有安抚奶嘴的阻挡作用，所以不容易压住鼻子，阻塞气道。不仅如此，婴儿使用安抚奶嘴时的吮吸动作，也锻炼了呼吸肌。

所以，安抚奶嘴的使用在某些方面的积极作用是值得肯定的。

安抚奶嘴的潜在风险

尽管安抚奶嘴十分普遍，并且安抚奶嘴的使用也有着积极的作用，但也有学者认为，安抚奶嘴使用不当时，其潜在的风险也不容小觑。安抚奶嘴的潜在风险主要有以下几种：

（1）婴儿过早使用安抚奶嘴，可能会对母乳喂养产生消极作用。因为婴儿出生后的第一个月正是母乳吮吸反射形成的时期，这期间如果给婴儿使用安抚奶嘴，就会影响宝宝吮吸反射的培养和形成，从而影响母乳喂养。

（2）有增加婴儿患中耳炎的可能。研究显示，婴幼儿中耳炎多发生于三个月到三岁的宝宝。我们知道，中耳与口腔通过咽鼓管相连通，而安抚奶嘴的使用则有可能改变宝宝口咽部的功能，使得鼻咽部的分泌物被迫进入咽鼓管，而安抚奶嘴若清洁不良，则更有可能把病菌带入中耳，使得宝宝罹患中耳炎的概率增加。

（3）导致牙列颌面骨的变形。这也是使用安抚奶嘴的最大潜在风险。宝宝的面部发育和颌骨生长受遗传和环境的双重因素影响。环境因素中面部软组织如唇、颊、舌，对牙弓和牙齿的排列有重要影响，安抚奶嘴的过度吮吸（一天使用超过六个小时）会显著影响牙弓和牙齿排列，最常见的如上下前牙无法咬合，以及牙弓狭窄等。

（4）导致龅牙。由于婴儿在吮吸安抚奶嘴时需要向前伸舌，从而有导致婴儿异常伸舌习惯的风险；同时，这一习惯也会推动前牙向外倾斜而出现龅牙。

（5）增加龋齿的风险。有些家长为了让宝宝喜欢上安抚奶嘴，便将其用糖水或果汁浸泡，这些糖分长期留存在宝宝口腔内的牙面上，自然增加了宝宝患龋齿的风险。

根据上面所说的安抚奶嘴的利与弊，医生建议，在宝宝的婴儿期可以适度、安全、清洁地使用安抚奶嘴，而如果宝宝已经超过一岁，就应该停止使用安抚奶嘴。对于使用安抚奶嘴的两岁以上的宝宝，爸爸妈妈一定要逐渐减少其使用的频率和时间，让孩子慢慢戒除安抚奶嘴。如果宝宝的牙列已经出现了问题，爸爸妈妈更应及早咨询儿科牙医，及时进行早期干预矫正。

专题：还没长牙的宝宝如何进行口腔清洁

很多爸爸妈妈都会觉得，既然是爱护牙齿，当然是宝宝长了牙齿以后再说。可实际上，对于还没有长牙的宝宝也要开始"刷牙"了。

没有长牙，为何要"刷牙"

宝宝们通常在出生后6～8个月左右开始长牙，有的宝宝出牙较晚，甚至要到1岁才萌出第一颗小牙齿。但这期间，宝宝的口腔也是需要清洁的。这是因为：

（1）在乳牙萌出之前就做好口腔清洁和按摩牙龈的工作，可以为宝宝创造一个良好的口腔生态环境，有助于牙齿的顺利萌出。

（2）这一阶段正是宝宝的口腔期，宝宝会本能地认为进入口腔的东西都是可以吃的，当他发现嘴里的这个东西不好吃也不能吃时，就会本能地排斥。因此，让宝宝习惯在吃完东西之后清洁口腔，等到乳牙萌出后，真要刷牙时宝宝也就不会抗拒了。

（3）有助于发现口腔疾病。婴儿最常见的口腔疾病就是鹅口疮，由白色念珠菌感染引起。因为初期症状只是一个个小白点，所以在初期很容易被误认为是奶垢而被忽略。但如果我们每次喂奶之后都给宝宝进行口腔清洁，那么当爸爸妈妈发现小白点擦不掉时，就会第一时间知道这并不是奶垢，而是鹅口疮。

清洁宝宝口腔的工具

帮助尚未长牙的宝宝清洁口腔，最常用、效果最佳的工具就是一次性纱布，一般各大药店都有销售。由于每天要为宝宝进行至少两次的口腔清洁，因此纱布的消耗量是惊人的。如果家长觉得一次性纱布消耗量太大，也可以用纱布巾代替。但是要单独将纱布巾清洗干净后晾干，注意卫生，这样就可以反复使用。

需要注意的是，此时宝宝还不会吐口水，因此并不需要使用儿童牙膏等口腔清洁用品。

如何给宝宝清洁口腔

在进行口腔清洁之前，可以给宝宝喝一点儿温开水，目的是冲洗口腔；接下来用纱布蘸取温开水，然后将蘸湿的纱布包在爸爸或妈妈的食指上，擦拭宝宝的牙床。需要注意的是，帮宝宝清洁口腔时，力度一定要轻，以免宝宝感到不舒服而不愿意配合。

除了牙床咬合面外，牙床的两个侧面，特别是前面牙床与嘴唇之间的部位也很容易留有奶垢，因此需要格外仔细地擦拭。

一般来说，在宝宝长牙之前，每天应至少帮助宝宝清洁两次口腔，特别是宝宝喝完奶睡觉前的这一次。如果宝宝喝着奶睡着了，爸爸妈妈也一定不要放弃口腔清洁，可以等宝宝睡得沉一些之后，轻轻扒开宝宝的嘴唇擦拭，通常宝宝不会理睬你的举动，而是依然美美地睡着。

其实，帮小宝宝清洁口腔并没有很多爸爸妈妈想象的那样难，大多数宝宝经过一小段时间之后就会习惯喂奶后进行口腔清洁了。所以，爸爸妈妈们一定要及早开始宝宝的口腔清洁工作哦！

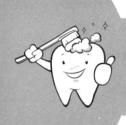
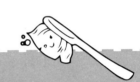

第四章

萌牙期（6～36个月）：陪孩子打好人生的第一仗——长牙

孩子长牙晚，是不是健康有问题

好多妈妈看到别人家的宝宝5个月或6个月就长出了白白的小牙齿，而自己的宝宝已经8个月了还没长牙，就会变得焦虑起来，心里不断产生疑问：我的宝宝是不是健康有问题呢？其实，妈妈们不必过于忧虑。

乳牙的萌出时间和顺序

有些爸爸妈妈总是紧张兮兮地算宝宝的月龄，如果到了六个月还没有长出小牙齿，就急慌慌地带孩子去看医生，生怕宝宝的健康有问题，特别是看到差不多大的孩子都开始长牙时，就更是慌了神儿。

其实，宝宝的乳牙早一点儿或晚一点儿萌出都没有关系，也不会对宝宝的恒牙产生任何影响。一般来说，宝宝会在6~10个月的时候萌出第一颗牙齿（下门牙）。直到三岁左右，宝宝的所有乳牙才会全部萌发完毕。

宝宝乳牙的萌出顺序表

长牙顺序	牙齿	长牙时间
1	下排正中门牙	6～10月龄
2	上排正中门牙	8～12月龄
3	上排侧门牙	9～13月龄
4	下排侧门牙	10～16月龄
5	上排第一乳磨牙	13～19月龄
6	下排第一乳磨牙	14～18月龄
7	上排尖牙	16～22月龄
8	下排尖牙	17～23月龄
9	下排第二乳磨牙	23～31月龄
10	上排第二乳磨牙	25～33月龄

　　通过宝宝乳牙的萌出顺序表，爸爸妈妈们知道了宝宝出牙的时间和顺序，心里就应该不会那么紧张了。同时，爸爸妈妈还应该了解的是，医疗数据显示的宝宝出牙月龄是一个平均统计值，而并非绝对，所以宝宝的乳牙萌出时间也不可能绝对在某一个时间。知道了这一点，当爸爸妈妈们看到其他宝宝早早长牙，而自己宝宝的小牙齿却迟迟不肯露面时，就不会太过紧张了。

　　当然，这并不是说不管宝宝出牙多晚，家长都可以高枕无忧。如果宝宝过了一周岁，仍然还是一颗牙齿都没有萌出，家长就应该带孩子去看牙医了，因为极少数宝宝可能会有先天性缺牙的问题。牙医会帮助我们判断宝宝是否有长牙的迹象。如果有，那么耐心等待就好；如果属于先天性缺牙，那么再进一步讨论治疗计划。

牙齿的生长多取决于遗传

宝宝牙齿的齿质是好是坏，牙齿是大是小，以及是否会长歪，是否会变成龅牙等，其实有70%来自于爸爸妈妈的遗传基因。也就是说，如果爸爸妈妈的牙齿很糟糕，那么宝宝的牙齿也有很大可能不太好；如果爸爸妈妈有龅牙，那么宝宝长出龅牙的概率也会比爸爸妈妈没有龅牙的宝宝高。

看到这里，那些牙齿不好的爸爸妈妈不要灰心，虽然我们无力改变70%的先天条件，但是还有30%的后天因素掌握在我们手里。爸爸妈妈可以通过让宝宝养成良好的口腔卫生习惯和饮食习惯来改善牙齿的健康状况，只要方法得当，我们仍然可以让孩子的牙齿保持在最好的状态。

另外，牙齿状况特别好的爸爸妈妈也不要掉以轻心。遗传基因好，只能算是宝宝比较幸运，但这并不代表宝宝的牙齿和口腔在日后就一定不会出现问题，所以爸爸妈妈千万不要抱着侥幸心理来对待要为宝宝服务一辈子的牙齿。

尽管牙齿的好坏受遗传因素影响很大，但绝大多数的牙齿在刚刚萌出的时候都是健康的。因此，爸爸妈妈应尽量保持孩子的牙齿健康。

长牙时，孩子应该吃点什么

爸爸妈妈们都知道宝宝的健康成长离不开健康的饮食，那么，在宝宝长牙期间该如何安排宝宝的饮食呢？哪些食物适合吃，哪些食物不适合吃呢？下面就让我们一起来学习一下吧。

其实，爸爸妈妈们都知道糖是引起蛀牙的一个重要因素，那么除了糖，其他食物还有哪些对牙齿是有害的，又有哪些对牙齿是无害的呢？

让牙齿害怕的食物

让牙齿害怕的食物主要有以下几种：

（1）甜食。通常甜食都有个特点——容易黏在牙面上，比如宝宝们都喜欢吃的饼干、蛋糕、糖果等。在给宝宝吃了这类食物后，最好及时为其清洁口腔，或者让其用清水漱口，以减少糖分在牙齿表面停留的时间。如果宝宝还不满三岁，最好禁食糖果。禁食糖果不但对刚刚萌出的小牙齿有益，更可以避免宝宝因吞食糖果而阻塞气道所带来的危险。

（2）主食。爸爸妈妈们可能没有想到，我们每天都要吃的米饭、面条等主食也对牙齿不利。这些食物虽然不像蛋糕、饼干那样甜，但它们却富含碳水化合物。碳水化合物在消化分解的过程中会产生糖分，从而为致龋菌提供能量代谢的来源。因此，我们常见有些孩子很少吃糖却同样有蛀牙。爸爸妈妈们要做的是一日三餐后为宝宝做好清洁口腔工作，以减少蛀牙的发生概率。

（3）果汁饮料。有些宝宝不爱喝水，却喜欢酸甜可口的饮料。但是饮料里面含有大量的糖分，这对宝宝刚刚萌出的小牙绝对是一种伤害。此外，有些果汁饮料里面所含有的色素以及人工添加剂等，都会对宝宝的身体有不好的影响。因此，一定要尽量杜绝给宝宝喝。

可以与牙齿"交朋友"的食物

可以与牙齿"交朋友"的食物主要有以下几种：

（1）可以摩擦牙面的食物。这种食物在牙齿表面分解的过程中不产生糖或者只产生较少的糖，如胡萝卜、黄瓜等蔬菜都很不错，既含有纤维，可以摩擦牙面，又不会很甜，炒菜、凉拌、生吃都可以。不仅如此，让孩子多吃生胡萝卜、黄瓜等，还可以促进颌骨的发育。水果既富含纤维，又可以补充水分和维生素，也是宝宝必不可少的食物，但有些含糖量多的水果则不能过量，或者进食后必须清洁口腔。比如，荔枝、桂圆等，虽然富含营养，但含糖量也高，所以给宝宝食用时不要过多，并注意吃完后漱口。

（2）冰凉绵软的食物。宝宝长牙，对于爸爸妈妈来说是件高兴的事，但是对于宝宝来说却是一个不太舒服的过程。有些宝宝在长牙的时候会有牙龈肿痛、破皮等情况。这时如果给宝宝喂食过硬或是温热的食物，就会令宝宝感到不舒服。所以爸爸妈妈在宝宝长牙期间可以准备一些有营养又冰凉的软质的食物，以缓解宝宝长牙的不适。另外，也可以将宝宝的牙胶放进冰箱里，等稍凉后再给宝宝咬。

（3）酸奶。爸爸妈妈可能都听说酸会腐蚀牙齿，因此也担心酸奶会引起宝宝的蛀牙。但就目前的科学研究结果显示，那些含有益生菌的酸奶并不会增加龋齿的风险，而且对龋齿的发生可能有一定的抑制作用。此外，含有益生菌的酸奶对调节宝宝的胃肠道免疫功能有一定的积极作用。所以，对于大一些的宝宝，爸爸妈妈也可以适当让宝宝喝些酸奶。但市场上也有一些所谓的酸奶饮料以及并不含有益生菌的酸奶需要注意甄别，不能过多饮用。

尽管爸爸妈妈们都知道有些食物对宝宝牙齿不好，但依然常常无法做到绝对避免宝宝食用。关键是在宝宝食用了不利于牙齿的东西后，一定要做好宝宝的口腔清洁工作。像那些黏牙的食物，如巧克力、软糖、饼干、蛋糕等，吃完以后一定要刷牙！如果是苹果、橙子等蔬果食物，那么漱口也可以勉强代替刷牙。

宝宝的牙齿变黑了

不少爸爸妈妈可能在某一天突然发现，宝宝的牙齿变黑了！其实宝宝牙齿变黑并不少见，有的是整颗牙齿发黑，有的是在牙齿表面有了黑色的小点点。那么，宝宝牙齿变黑究竟是怎么回事呢？这一节就让我们来看一看吧！

小宝宝的牙齿在刚刚萌出的时候通常是白白的，但随后由于各种原因，宝宝的牙齿就可能会出现这样或那样的问题，而好多问题首先就体现在牙齿变黑上。通常，宝宝的牙齿变黑有以下三种情况。

1．龋齿

如果爸爸妈妈发现宝宝的牙齿上有黑点或黑斑块，而且下面还是松软的，那就可以判定是龋齿。爸爸妈妈们还可以在宝宝睡着的时候用牙签轻轻地在黑点上面划，如果牙齿表面光滑，牙签滑动自如，那么黑点或黑斑块可能不是龋洞；相反，如果宝宝的牙齿表面坑坑洼洼，那多半就是龋齿了。当然，究竟是不是龋齿，最好请牙医确诊，一旦出现龋齿，一定要及早治疗，因为龋齿发生是不可逆的，我们只能控制其不再发展。如果置之不理，龋齿只会越来越厉害，甚至侵入牙髓，引起牙疼、牙龈肿痛等症状。不仅如此，严重的龋齿还会破坏牙齿外形，影响颌骨、恒牙胚的发育，对孩子的发音和脸型的美观都很不利。

2. 色素

有些宝宝不喜欢刷牙，家长无奈之下只好放弃，或者很少给宝宝刷牙。这种情况下，得不到有效清洁的牙齿表面就容易形成黑色的沉淀。尤其是当宝宝经常服用深颜色的食物（如黑巧克力、海苔、酱油等）或某些药物（如补铁的制剂、某些中药等）时，很容易在牙齿表面形成沉积。如果发现宝宝的牙齿有色素沉淀，通常只要加强刷牙便可清除。如果实在清除不了，也可以请牙医用专业器械进行清除。不过，色素容易复发，稍有疏忽，色素便会再次找上门来。因此，爸爸妈妈们需要时刻注意孩子的牙齿和口腔清洁。

3. 外伤

爸爸妈妈可能想不到，外伤也会造成牙齿发黑。这是因为孩子碰伤牙齿后，牙齿当时看上去并没有发生折断或是裂缝，但牙齿内部的牙髓却已经因受到震荡而发生了变化。有些情况下牙髓可自行恢复，但有些情况下牙髓无法自行恢复。如果牙髓无法自行恢复，那么牙齿内的神经血管就会慢慢坏死，牙齿表面就会变得灰暗、发黑。因此，如果孩子牙齿受到碰撞，一定要找牙医检查，不要觉得看起来没有坏就放任不管了。临床有不少案例表明，牙外伤导致的牙髓坏死，如果得不到及时治疗，任由炎症扩散，就可能会导致整颗牙齿无法挽救，甚至会殃及其他牙齿。

看完这些，我们知道，牙齿发黑的原因如果是第二种，其实是最简单的，只要平时注意刷牙，必要时请牙医清洁牙齿就可以。但如果孩子的牙齿发黑是由于其他两种情况，家长也不要过度紧张，您要做的就是及时带孩子去医院检查治疗，越早越好。

让很多家长迷惑的牙胶

宝宝长牙期间，总是喜欢乱咬东西，凡是小手能够拿到的东西，通通要放在嘴里咬一咬。这一阶段被称为"口腔期"或"口欲期"——宝宝要用嘴巴来探索世界了。可是，爸爸妈妈也知道，有些东西是不能放进嘴里的，那么就给宝宝选一款牙胶吧。

牙胶其实是比较通俗的叫法，它的正式名称叫作固齿器。为了通俗起见，我们还是叫它牙胶吧。

牙胶有哪些作用

牙胶的作用有如下几点：

（1）一款合适的牙胶可以让宝宝的咀嚼能力在吮咬的时候得到提高；

（2）缓解宝宝出牙期间牙龈的不适感；

（3）减少宝宝因啃咬其他物品带来的危险；

（4）有些牙胶带有橡胶刷毛，可以让宝宝接触到最早的牙刷；

（5）丰富多样的牙胶外形和口感可以满足宝宝的好奇心理。

如何给宝宝选到合适的牙胶

市面上销售的牙胶种类繁多，虽然很多牙胶看起来造型可爱，价格也诱人，但从质量上来说却良莠不齐。因此，在给宝宝选购牙胶时要注意以下几点事项：

（1）一定要保证符合质量标准，质检合格。有些牙胶看起来很好，价格也便宜，但并非正规厂家生产，没有经过检验，也不符合设计和质量标准，万一出了问题，爸爸妈妈们就只有后悔的份儿了。

（2）质地不要太硬。购买时，爸爸妈妈可以用手弯一弯，如果感觉太硬没有弹性，就不要购买。因为宝宝刚刚萌出的小牙还很脆弱，牙胶太硬可能会伤到宝宝的牙齿，导致牙齿磨损甚至断裂。

（3）材质安全，边缘要光滑。有些牙胶边缘粗糙，宝宝在抓握或放进嘴里的时候容易被刮伤。

（4）不要过长。一些设计不合理的牙胶可能对于宝宝来说太长，宝宝在啃咬的时候容易因触碰到咽部而感到恶心，甚至被呛到。

（5）一体成型，无须过多装饰。爸爸妈妈们都知道，牙胶最重要的功能是让宝宝通过啃咬来达到按摩牙龈、减轻出牙不适的效果。但如果牙胶设计过于花哨，宝宝反而会将注意力放在配件上，把牙胶当成玩具，而起不到它的真正作用。

（6）颜色要素淡。我们都知道，颜色越鲜艳，其中所含的重金属就越多。而宝宝每天都要啃咬的牙胶，当然是颜色素淡些为好。另外，要保证牙胶不掉漆，有些质量不过关的牙胶，可能会掉漆，万一宝宝吃进肚子里，就可能给宝宝的健康带来负面影响。

让宝宝喜欢牙胶的小窍门

前面我们也讲过，宝宝在长牙期间会喜欢啃咬一些冰凉绵软的食物。因此，爸爸妈妈可以将牙胶放进冰箱，稍微冰一冰再给宝宝咬。这种冰冰凉凉的感觉可以在很大程度上减轻宝宝长牙的不适。需要提醒的是，牙胶要放在保鲜室，而不是冷冻室，太凉了小宝宝的牙齿也会受不了的。

另外，爸爸妈妈们需要注意牙胶的材质，有些牙胶在低温下容易碎裂，这样的牙胶切不可放进冰箱。而且，一旦出现碎裂，切不可给宝宝啃咬。

总之，只要选择恰当，牙胶就会是宝宝长牙期间的好伴侣。这一阶段的宝宝充满好奇，因此如果只有一种牙胶，宝宝可能很快就失去兴趣，所以爸爸妈妈们不妨多选择几样让他替换着使用，这样宝宝也许会更喜欢呢。

珍珠贝齿的营养需求

出牙对宝宝和爸爸妈妈来说都是大事，因此很多爸爸妈妈都很关心，比如，宝宝在出牙期间，那些小小的珍珠贝齿究竟都需要哪些营养呢？该给宝宝吃些什么才合适呢？在这里我们就盘点一下宝宝出牙期间的营养需求吧！

总的来说，宝宝在长牙期间饮食均衡、营养丰富最为重要。不过有一些特殊的营养元素爸爸妈妈们也要多关注一下，为宝宝的牙齿萌出创造条件。

长牙期间的重点营养元素及其作用

宝宝长牙期间需要多种营养元素，所需的重点营养元素及其作用见下表：

序号	营养元素	作用	含量丰富的食物
1	钙	钙是牙齿的主要组成部分，少了它，宝宝的小牙可能会受影响	芝麻、奶类（母乳或配方奶）、虾皮、芥菜等
2	镁	牙齿的牙釉质中的镁含量越高，牙齿越不易发生龋患	绿叶蔬菜、粗粮和一些坚果
3	磷	让宝宝的牙齿更坚固	肉、鱼、奶、豆类、谷类以及蔬菜等
4	维生素D	调节宝宝的胃肠对钙、磷的吸收，促进钙、磷在牙胚上的沉积	牛奶、鱼类、蛋黄、肝脏等
5	维生素A	促进牙釉质发育，让牙齿更有光泽	胡萝卜、动物肝脏、蛋黄等
6	维生素C	强健牙龈，防止牙龈脆弱和出血肿胀	新鲜的水果、蔬菜等

不同时期，宝宝的饮食如何搭配

随着宝宝月龄的增加，不同牙齿发育时期，宝宝需要进食的食物种类和形态也不尽相同。具体内容见下表：

宝宝月龄	进食的食物
4～6个月	以液态为主，并尝试糊状食物，主要是母乳和配方奶，也可以尝试米糊或磨碎的香蕉汁、苹果汁、梨汁等
6～10个月	以泥状为主，并尝试半固体食物，如蛋黄泥、土豆泥、胡萝卜泥、稀饭或麦片粥等
10～13个月	以半固体为主，如肉泥、肉末、鸡蛋羹、碎菜、冬瓜、西红柿、嫩豆腐和果泥等
13～19个月	开始减少液体食物的摄入，增加稍硬的固体食物，如软烂的米饭，面条或面片，以及稍粗一些的碎菜或小肉丸等
19～24个月	宝宝基本已经具备了自己咀嚼吞咽大块硬质食物的能力，各种食物都可以试着食用了

其实，要想宝宝牙齿长得好，仅靠以上列出的几种营养是不够的，还要营养均衡。只有宝宝身体健康，才能为小牙齿的萌出创造一个优良的环境。

氟可以用在孩子的牙齿上吗

爸爸妈妈们一定对含氟的牙膏有所了解吧！不错，含氟牙膏对牙齿的确有一定的保护作用。那么，一定也听说过氟是一种有毒物质。这么说来，氟究竟是否可以给宝宝的小牙齿用呢？

氟是自然界固有的一种化学物质，普遍存在于岩石和土壤中，在我们饮用的水中也会含有不同浓度的氟。同时，氟也是人体必需的14种微量元素之一。除了具有预防龋的作用之外，氟还对机体的代谢有一定的积极影响。下面就让我们来了解一下吧！

氟的防龋作用

早在二十世纪二三十年代，学者们就发现饮用水中含氟的地区人群的龋齿发生率较之饮用水中不含氟的地区要低。同时，他们也发现在水中含氟较高的地区，发生牙釉质改变的情况也明显较高。

因此，如果能够调节好饮用水中氟的含量，是否就可以达到防龋又不破坏牙釉质的效果呢？水氟防龋的想法在二十世纪四五十年代就得到了验证，研究者们通过大量的证据得出一个结论——适量的氟能维持牙齿健康，缺氟会增加龋齿易感性。

氟是如何保护牙齿的

氟究竟是怎样对牙齿起到保护作用的呢？主要有以下几个方面：

（1）增强牙釉质的抗酸能力，并促进已脱矿牙釉质的再矿化。氟可以与牙釉质中的晶体结构发生作用，使牙釉质形成更加稳固强壮的结构，从而更好地抵御酸的侵蚀。

（2）让牙齿发生再矿化。如果牙釉质已经受到了酸蚀，牙釉质表面的钙磷离子游离出来，就会导致牙齿硬度降低。游离出来的钙磷离子会溶解到周围环境及唾液当中，而氟可以结合并促进溶解的钙离子重新返回牙釉质当中，使已经脱矿的牙釉质发生再矿化，从而起到修复牙釉质的作用。

（3）抑制细菌对糖的分解及产酸作用。前面我们介绍过，龋齿的产生是致龋菌将食物中的糖分分解产生了酸，进而腐蚀牙齿所致。而牙齿中的氟则可以抑制细菌对糖的分解消化，从而降低酸对牙釉质的腐蚀作用。

氟虽好，却有毒

氟本身是毒性较高的卤素族元素，因此尽管通过能量医学检测氟化物对牙齿有保护作用，但是对身体却不见得有益，甚至可能有害。

人体摄入过量的氟会导致氟中毒或死亡，如果一次性大量吞服氟化物，可发生急性氟中毒。即使是少量，如果机体长期摄入，也可能会导致慢性氟中毒，主要表现为氟牙症和氟骨症。氟牙症，是在牙齿发育矿化时期，机体摄入过量的氟引起的一种特殊的釉质发育不全的病症；而氟骨症则是骨质硬化，颌骨旁软组织骨化。

多数资料显示，当水氟浓度在1mg/L时，可以达到最佳的预防龋齿的效果；而当水氟浓度大于3mg/L时，则可患氟骨症。我国大多数城市自来水的含氟量普遍较低，基本低于0.5mg/L。所以，从水氟防龋的角度来说，我国大多数人群都需要补充氟。

科学用氟，有效防龋

目前由于最主要的方法就是局部用氟，如含氟牙膏以及由专业医务人员操作的含氟涂料、含氟凝胶、含氟泡沫和含氟漱口水等。

牙医们大力推荐的是含氟牙膏。含氟牙膏使用简单，效果显著，对于儿童来说，只要掌握了正确的刷牙方法，含氟牙膏是预防龋齿的首选。不过，家长们需要注意的是，对于低龄宝宝，含氟牙膏的用量要有所控制。通常三岁以内的宝宝每次使用米粒大小的含氟牙膏即可，并且不要让宝宝吞咽。

而含氟涂料、含氟凝胶、含氟泡沫以及含氟漱口水，由于所含氟的浓度较高，所以需要有专业人员来进行操作。其使用频率和使用量都要由专业人员控制。

长牙不适知多少

> 对于爸爸妈妈来说，宝宝长牙是一件大喜事。然而，对于宝宝来说，长牙的过程却不那么轻松。所以，爸爸妈妈们一定要多多了解宝宝们的"苦衷"哦！

宝宝在长牙期间会出现各种不适，不仅会让宝宝的某些部位感到不舒服，还会让原本乖巧可爱的宝宝变得烦躁起来。下面我们就归纳一下宝宝在长牙期间常见的几种不适症状。

1. 流口水

几乎所有的爸爸妈妈都知道宝宝在长牙的时候会不自觉地流口水。这究竟是怎么回事呢？这是因为宝宝的小牙齿在萌出的时候刺激到了宝宝的牙槽神经，使得宝宝的唾液腺分泌出了过多的口水。与此同时，宝宝的吞咽功能尚未发育完全，这些过多的口水便不自

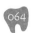

觉地流了出来。

应对措施：

对于大量流口水的宝宝，父母可以准备一条干净柔软的纱布，当宝宝的口水流出时，蘸取适量的温水为宝宝轻轻擦拭。否则，一旦宝宝娇嫩的皮肤长时间被口水浸泡，就很有可能引起皮疹甚至皲裂。

注意事项：

（1）纱布在每次用完之后要清洗干净并晾干。

（2）如果宝宝到了一两岁还总是口水不断，一定要带宝宝去医院就诊，避免是其他疾病所致而耽误治疗。

2．拉肚子

爸爸妈妈们可能不会把拉肚子跟长牙联系在一起。实际上，有不少宝宝会在长牙期间出现腹泻。这是因为宝宝的小牙齿在萌出的时候，其牙龈处于半开放状态，一旦饮食不洁，或者个人卫生不到位，细菌就极有可能直接进入宝宝的血液循环，从而造成宝宝肠胃失调，出现轻度腹泻的症状。

应对措施：

（1）每次喂完宝宝后要及时给宝宝清洁口腔。

（2）如果宝宝只是大便次数增多，而水分不多，可暂时只给宝宝吃些粥或面条等容易消化的食物。

注意事项：

爸爸妈妈要注意，如果宝宝每天大便次数超过10次，或者大便的水分过多，应带宝宝去医院就诊，以免引起脱水。

3. 莫名发烧

宝宝在长牙期间，幼嫩的牙龈多多少少都会有肿痛、发炎的状况，进而引起低烧。不过，宝宝长牙引起的发烧不会太高，通常不会超过38摄氏度，因此也无须吃退烧药。

应对措施：

（1）由于是低烧，因此只需要物理降温即可。

（2）多给宝宝喝白开水。

注意事项：

爸爸妈妈也要多留意，如果宝宝除了低烧还出现精神萎靡等症状或者体温超过38摄氏度，要及时就医，以免是其他疾病引起的发烧。

4. 烦躁、哭闹

由于乳牙萌出时，多数宝宝都会有一些疼痛感，而宝宝又不会表达，因此一向乖巧可爱的宝宝会突然变得烦躁起来，有的甚至会哭闹不止。特别是在乳牙加速萌出的时候，牙龈疼痛明显，宝宝可能会在半夜的睡梦中突然醒来，并哭闹个不停。

应对措施：

（1）可以给宝宝做个脸部的按摩，放松一下宝宝脸部的肌肉，起到缓解疼痛的作用。

（2）转移宝宝的注意力，比如可以用磨牙棒来让宝宝忘却疼痛。

注意事项：

爸爸妈妈如果给宝宝吃磨牙棒，一定要记得给宝宝清洁口腔，否则蛀牙说不定会找上门来呢。

5. 咬妈妈

宝宝在长牙的时候，牙龈肿胀带来的疼痛和刺痒的感觉会让宝宝不自觉地用咬东西来缓解。尤其是妈妈在喂奶的时候，宝宝常常会突然咬住奶嘴或妈妈的乳头。

应对措施：

（1）可以给宝宝准备合适的牙胶供宝宝啃咬。

（2）如果咬着妈妈的乳头不松开，可以轻挠宝宝的嘴唇，让宝宝条件反射地张口。

注意事项：

（1）如果宝宝咬自己的嘴唇，一定要及时制止，以免咬破感染。

（2）当宝宝咬了不该咬的东西时，切忌硬来，免得物品刮伤宝宝的口腔或弄疼宝宝。

总之，宝宝出牙的时候，爸爸妈妈就要比平时多上一百倍甚至一千倍的耐心。毕竟，宝宝也不好受啊！

专题：萌牙期的刷牙法

经过一番"努力"，宝宝的小牙齿终于破土而出了。从现在开始，爸爸妈妈们就要正式开始帮助小宝宝刷他们真正意义上的"牙齿"了。那么，那么要注意哪些事项呢？让我们来看一看吧。

1. 选好牙膏和牙刷

"工欲善其事，必先利其器"，帮宝宝刷牙首先要选好牙刷。如果宝宝能够自己刷牙，那么可以为宝宝选择刷柄较粗、易抓握的牙刷。此外，现在市面上有很多造型可爱、色彩缤纷的卡通牙刷，能大大提升宝宝刷牙的兴趣，爸爸妈妈也可以适当考虑。如果宝宝还不能自己刷而是由爸爸妈妈代刷，则可以选择标准手柄的儿童牙刷。但总的原则是刷毛软、刷头小，且刷毛至少为3列，刷头长度以能够覆盖两三颗牙齿为最佳。

初期给宝宝刷牙时可以不用牙膏，只需要沾一点儿温水即可。这是因为，牙膏会产生或多或少的泡沫，容易遮蔽爸爸妈妈的视线，从而看不清楚到底刷得怎样，反而更容易刷不干净。建议等到爸爸妈妈渐渐熟练，宝宝也能够好好配合后再开始使用儿童牙膏。至于究竟选择含氟牙膏还是不含氟牙膏，要视宝宝的情况而定。如果宝宝还不会漱口，就尽量选择不含氟牙膏；如果宝宝已经能够熟练地漱口，就可以开始使用含氟牙膏，但要注意用量。另外，对于那些中度或重度龋齿的宝宝，也可以选用含氟牙膏。刷牙的时候，注意不要让宝宝吞咽，并且可以用干纱布将多余的口水、泡沫擦干净，这样清洁完以后就不需要再漱口了。

2. 摆好刷牙的姿势

给小宝宝们刷牙究竟要采取什么姿势呢？这里介绍三种，基本可以帮助爸爸妈妈们解决问题了。

（1）正常的刷牙姿势。如果小宝宝愿意配合刷牙，可以让宝宝躺在家长的怀里，宝宝的姿势不用过于讲究，以让宝宝感觉舒服为准。家长是盘腿坐还是伸开腿坐也没有关系，只需要一只手扒开孩子的嘴唇，另一只手拿牙刷帮宝宝刷牙即可。

（2）膝对膝刷牙法。如果宝宝不配合刷牙，那么可以两位家长配合给宝宝刷牙。方法是：两位家长面对面坐好，采用膝对膝对坐的方式。其中一位家长负责固定宝宝的手脚，可以将宝宝的双手握住放在宝宝的肚子上，双腿则夹住宝宝的双脚；另一位家长则负责控制宝宝的头部以及清洁宝宝的牙齿。

（3）十字固定刷牙法。如果给宝宝刷牙时只有一位家长，而宝宝又不愿意配合，这时可以采用十字固定法。方法是：家长伸开两腿坐好，让孩子躺在两腿之间，将孩子双臂打开，家长的双脚固定孩子的双手并在其腰部附近位置交叉，控制孩子的下半身，此时家长便可以顺利地帮孩子刷牙了。

3. 注意刷牙的时间及方法

通常我们说早晚刷牙，大多数人都会选择临睡前和晨起之后。临睡前刷牙是正确的，而晨起之后可以先漱口，然后吃饭，吃完早饭再刷牙，也可以先刷牙，再吃饭，但要记住饭后一定要漱口。这样才能达到最佳的清洁效果。

在刷牙的方法上，爸爸妈妈最好在自己的心里有一个顺序，比如可以从后牙区开始，每次刷2~3颗，来回振动10下，牙齿的外侧、内侧以及咬合面都要刷到。另外，在给宝宝刷臼齿外侧面时，爸爸妈妈最好用手指将宝宝的脸颊扒开，以便于看清楚其口腔内的情形。

除了刷牙外，由于这个年纪的孩子已经开始添加辅食，吃的东西开始变得复杂，也有可能会塞牙，所以牙线也是必备的工具之一。但给孩子清洁牙齿，家长可能无法操作，那么可用牙线棒代替。需要注意的是，由于孩子年龄小，可能不能很好地配合牙线棒的使用，爸爸妈妈一定要特别小心，以防刮伤孩子的牙龈。

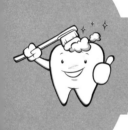
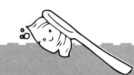

第五章

乳牙期（3～6岁）：乳牙照顾好，
恒牙问题少

乳牙比别人少怎么办

从宝宝长出第一颗珍珠贝齿开始，爸爸妈妈们是不是会常常期待宝宝快快长到两岁半？因为到那时，宝宝的小乳牙就长全了，宝宝就可以吃更多的食物了。可是真到了两岁半，有些爸爸妈妈却发现宝宝的小乳牙竟然比别人少！这可怎么办？

乳牙不足20颗怎么办

一般来说，当宝宝到了两岁半的时候，20颗乳牙将全部萌出完毕。但这只是大多数情况，并不表示每个宝宝的20颗乳牙都会在此前后全部萌出。偶尔也会有家长发现，自己的宝宝有那么一两颗牙齿一直没有萌出（最常发生在下门牙区）。

如果爸爸妈妈发现宝宝有乳牙缺失的情况，先不要着急，因为有些宝宝也可能会在一两个月之后萌出缺失的乳牙。当然，也有极少数宝宝会出现先天性无乳牙的情况，这多与全身性的疾病或家族遗传有关。这时家长可以带宝宝到医院牙科检查一下，看看宝宝的恒牙牙胚有无缺失，并配合医生做相关的治疗。

乳牙缺失，与营养无关

全面而均衡的营养（包括孩子萌芽期所摄取的营养，甚至胎儿时期孕妈妈所摄取的营养）的确可以为宝宝创造一个良好的口腔营养环境，从而有利于宝宝牙齿的萌出和强壮。但是，对于乳牙先天性缺失的情况，却与宝宝和孕妈妈所摄取营养的多寡没有一点儿关系。

我们前面讲到，宝宝牙齿的好坏70%取决于父母。也就是说，造成宝宝乳牙先天性缺失的原因大多是基因或遗传。有研究显示，如果爸爸妈妈有缺牙的状况，那么宝宝较之其他爸爸妈妈牙齿健全的宝宝来说，出现缺牙的概率就相对较高。

所以，仅仅靠补充营养是没有办法改变既定的事实的，爸爸妈妈一定要以平常心看待宝宝乳牙的缺失问题，同时也不要放任不管，而是应该听从牙医的建议，若有必要，则让孩子接受相关的治疗。

如果宝宝真的是先天性乳牙缺失，爸爸妈妈则要更加仔细地照顾宝宝的其他牙齿，以免其余的乳牙发生龋坏，造成缺牙越来越多。

乳牙期常见的三种牙齿问题

尽管宝宝经过两年的努力，20颗乳牙全部萌出完毕，但这并不代表一切都ok了，在这一时期，宝宝的牙齿还是可能会被几种常见的问题困扰。

在宝宝的乳牙期，常出现以下三种牙齿问题。

1. 牙龈炎

对于乳牙期的宝宝来说，牙龈炎其实算是一种较为常见的牙周疾病。因此，如果爸爸妈妈看到宝宝刷牙时牙龈出血，不必过于惊慌，更不要看到牙齿流血就不敢让宝宝刷牙了，这样反而会使牙龈炎更加严重。同时，如果宝宝看到自己的"牙齿流血"感到害怕而不愿意再刷牙，爸爸妈妈要安抚好宝宝的情绪，或者撒个小谎，比如跟宝宝说"那是坏蛋蛀虫的血，不是宝宝的"。

导致牙龈炎的常见原因有牙齿清洁不彻底和用口呼吸两种。前者，日积月累下容易形成牙菌斑，造成牙龈红肿、流血；特别是戴矫正器的宝宝，由于不易彻底清洁牙齿，因此，这些孩子比一般孩子更易患上牙龈炎。后者，多由于宝宝的鼻子因过敏或慢性鼻炎造成鼻子长期阻塞，从而不得不用口呼吸。这使得牙齿长期暴露在空气中，容易使牙龈慢性发炎。所以，对于这类情形，家长不要一味地要求孩子用鼻子呼吸，而是要先治疗鼻子这个根本性问题。

除以上两种常见原因外，某些药物也有导致牙龈炎的副作用，如某些治疗癫痫或精神疾病的药物。若宝宝有类似问题，家长应遵循医嘱，不可擅自用药或停药。

需要提醒爸爸妈妈的是，儿童牙龈炎虽然不是什么可怕的疾病，但也不要置之不理。一旦发现孩子牙龈出血，要赶紧加强牙齿清洁以及治疗，避免牙龈炎更加严重。在经过加强清洁牙齿和口腔几天后，宝宝牙龈出血的情况仍无明显改善，爸爸妈妈就要带孩子去医院进行检查了。

2. 急性疱疹性龈口炎

急性疱疹性龈口炎是感染I型单纯疱疹病毒所致，通常发生于1~6岁的宝宝，发病初期与感冒类似，后期会有口腔发炎、牙龈红肿、刷牙易流血等症状。除此之外，急性疱疹性龈口炎的典型症状是口腔有小水泡以及口臭等，身体也会有疲倦、发烧等现象。如果宝宝出现这种病症，爸爸妈妈要注意保持宝宝口腔清洁，同时不要给宝宝吃太热的食物，要让宝宝多喝水，多休息，通常10～14天就会自动痊愈。

当然，爸爸妈妈也可能会因为担心孩子的状况而选择去儿科就诊，这也未尝不可。但需要提醒的是，急性疱疹性龈口炎与肠病毒感染的临床症状非常相似，有时会被误诊，家长带宝宝就医时要多与医生沟通。

另外，急性疱疹性龈口炎是一种可传染的疾病，当宝宝口腔出现水泡时，也正是其传染的高峰期，宝宝使用的一切物品都要与其他人分开，并彻底消毒，以免传染给别人。

3. 乳牙外伤

3～6岁的宝宝活动量大，但没有足够的安全意识，因此意外撞伤牙齿（特别是上颚门牙）的情况并不少见。由于乳牙较短，牙槽骨组织较软，一旦撞伤很容易发生乳牙位移或脱出，牙根撞断的情况并不多见。不管怎样，爸爸妈妈都应尽快带孩子就医。

家长们需要注意的一点是，宝宝的乳牙因意外受伤时，往往宝宝的头部也可能受到了撞击。因此，家长首先要考虑的是马上去医院检查是否有其他外伤，如骨折、脑震荡、面部受伤、异物残留在伤口上等。如果有，则应优先进行治疗，然后再考虑牙齿的问题。

牙菌斑不是大人的专利

有研究发现，1毫克的牙菌斑内有将近1亿个细菌，若不养成正确的清洁牙齿的习惯，我们口腔内可能会有多达数十亿个细菌在活动，这是多么可怕的数字呀！

什么是儿童牙菌斑

牙菌斑是未矿化的细菌沉积物附着于牙齿表面，为细菌提供其生长、发育和繁殖的微生物环境。简单来说，牙菌斑就是牙垢，也就是覆盖在我们牙齿上的一层透明的、黏滑的细菌薄膜。那么，儿童牙菌斑是如何形成的呢？儿童口腔中的唾液蛋白与牙齿接触时，附着在牙釉质表面，形成膜样物质，细菌很快便附着于膜上，合成的葡聚糖与沉积的糖蛋白就构成了儿童牙菌斑的基质。

儿童牙菌斑有多可怕

如果爸爸妈妈不注意孩子口腔内的牙菌斑，就可能会造成两大牙病。

一是龋齿。当孩子食用糖类食物时，牙菌斑内的细菌与之产生作用，从而产生腐蚀牙齿的酸性物质，造成牙齿脱钙，进而形成龋齿。龋齿最常发生在孩子牙齿的咬合面，这是因为牙齿的咬合面凹凸不平，容易藏污纳垢，牙菌斑也不容易彻底清洁。当然，牙缝间也是容易形成龋齿的地方，这是因为牙缝隙如果只用牙刷基本上是无法做到彻底清洁的，所以牙菌斑会躲在牙缝中破坏牙齿，形成龋齿。

二是牙周病。牙周病是指牙齿周围的组织，如牙龈、牙槽骨、牙周韧带等处的病变。轻微的牙周病，主要表现为牙龈发炎、红肿、萎缩，有的轻轻一碰就会流血。而严重的牙周病则会造成牙齿摇动、位移，甚至脱落。但通常来说，幼儿不会出现严重的牙周病，大多只表现出牙龈发炎、红肿、易流血等症状。尽管不是严重的牙周病，却会给孩子带来不小的痛苦，使得孩子不爱吃饭、烦躁哭闹等。

儿童牙菌斑，重在预防

目前医学界公认的最重要、最有效的预防牙菌斑的方法，还是清洁牙齿。每天早晚两次刷牙，正确使用牙线，饭后漱口等措施，将会有效减少儿童口腔内的牙菌斑，并达到预防蛀牙和牙周病的效果。当然，除了保持口腔清洁外，少吃甜食，少喝碳酸饮料等也可以有效降低蛀牙风险。

乳牙龋齿与根管治疗

> 一提到根管治疗，爸爸妈妈就会变得胆战心惊，总担心根管治疗会对宝宝的牙齿造成各种不良影响。其实，根管治疗根本不是爸爸妈妈想象的那样。现在我们就来了解一下吧！

什么是根管治疗

根管治疗俗称"抽神经"或"去除牙神经"，医学上又称牙髓治疗，是牙科医学中治疗牙髓坏死和牙根感染的一种手术。就是将位于牙髓腔和牙根管内的牙神经清除。牙神经被清除之后，再对根管进行消毒、填充药物，最后再把牙冠部分封闭起来。这一整个过程就叫根管治疗。

根管治疗不会伤害恒牙健康

很多爸爸妈妈对于根管治疗相当排斥，总觉得如果把乳牙的神经去除掉，就肯定会影响恒牙的发育。其实，我们在前面也讲过，牙髓神经是长在牙齿内部的，每一颗牙齿都有自己的牙神经。因此，乳牙和恒牙的神经并不是同一根，而是分开的。所以，如果宝宝的牙齿由于龋齿或外伤已经造成牙髓神经发炎感染坏死，需要进行根管治疗时，爸爸妈妈们大可放心，这是不会伤害到宝宝的恒牙的。

相反，若拖延不处理，任由感染持续蔓延，反而有可能会伤害到孩子的恒牙。

根管治疗对牙齿本身的影响

牙齿里面的牙神经的确对牙齿有一定的营养作用，并且由于接受根管治疗的牙齿本身已经有所损坏，加之根管治疗本身也会对牙体结构造成一定程度的破坏，因此牙齿的承受力较之健康牙齿会有所下降。

不过，由于宝宝的咀嚼能力有限，通常来说，爸爸妈妈也不会给宝宝吃过于坚硬的食物，所以尽管根管治疗的牙齿的承受能力稍有下降，也不会对宝宝造成太大影响。而且，医生也会根据宝宝牙齿的实际情况，给做完治疗的乳牙做一套"钢盔铁甲"，即乳牙牙套，既能恢复牙齿的外形，又能增强牙齿的咬合力量，还可以减少日后再次患上龋齿的风险。

拒绝根管治疗的两个隐患

爸爸妈妈们拒绝给宝宝的牙齿进行根管治疗多半出于对根管治

疗的不了解或是舍不得宝宝受罪。然而，家长一时的心软却给宝宝的牙齿带来巨大的隐患，甚至是终身的伤害。

第一，乳牙龋齿严重而不做根管治疗，有可能会造成恒牙缺陷。这是因为，乳牙患有严重的龋齿，已经造成牙髓神经发炎坏死时，若不进行及时有效的处理，细菌就会一直往下发展，甚至感染。我们知道，乳牙下方正在发育的就是恒牙的牙胚，一旦细菌感染到恒牙的牙胚，就会导致孩子的恒牙一长出来就有缺陷。到那时，爸爸妈妈就后悔莫及了！

第二，可能会引发蜂窝性组织炎。当乳牙龋齿伤及牙髓却迟迟不处理时，细菌感染就有可能扩散到邻近的组织间隙，造成大范围的组织水肿，从而出现红肿、热痛、局部皮肤泛红肿胀等症状，即蜂窝性组织炎。如果这一症状不能及时控制，肿胀会继续沿着疏松的结缔组织下行，严重时会压迫到呼吸道，引发呼吸困难，甚至危及生命！临床也有感染沿着疏松的结缔组织往上压迫视神经引起失明的案例，让人不寒而栗。

所以，各位家长们，如果你们选择的是正规医院的牙科诊室，而且这里的牙医建议对宝宝的牙齿进行根管治疗，那么一定要相信医生，不要因为自己一时的糊涂给宝宝造成终身的遗憾！

专题：乳牙期的刷牙法

好了，现在宝宝的所有小乳牙都已经长齐了，也什么都能吃了。最重要的事情就是帮助宝宝学会刷牙，养成清洁牙齿的好习惯，让宝宝有一个什么食物都不惧怕的童年。

适合乳牙期的刷牙方法

对于3～6岁的孩子来说，已经能够试着自己刷牙了，但过于复杂的刷牙方法还很难掌握，因此可采用圆弧刷牙法。具体的操作如下：

选择刷毛软、单丝直径细的牙刷，在上下牙咬紧时，刷毛轻度接触上颌最后磨牙的牙龈区，用比较快、比较宽的圆弧动作，很少的压力从上颌牙龈拖拉至下颌牙龈。刷前牙时，上下牙相互接触，让牙刷在牙齿上做连续的圆弧形颤动。

对于这种圆弧刷牙方法，也可以简单地概括为从上牙向下牙做圆弧动作。不过，家长要提醒孩子上下内外要全部刷到，这样才能有效地清洁牙齿。

爸爸妈妈仍然是主力

乳牙期的孩子已经能够自己握住牙刷，开始学习刷牙了。但是此时孩子手部肌肉的发育尚未成熟，灵巧度仍然不够，还做不到彻底对牙齿进行清洁。所以，孩子牙齿的清洁工作仍然是爸爸妈妈的责任。具体的方法仍可延续萌芽期的方法，不同的是，此时孩子大多可以很好地漱口，因此可以适当使用含氟牙膏，但一定要注意用量。

刷牙是一件快乐的事

爸爸妈妈可以用游戏的方式与孩子互动，如在孩子的面前快乐地刷牙，营造一个快乐的气氛，从而激发孩子的好奇心，并愿意模仿爸爸妈妈来刷牙。另外，此时的孩子对于爸爸妈妈的鼓励和肯定十分在意，因此可以为孩子制作一张精美的"宝宝刷牙登记表"，记录下孩子每次刷牙的状况，并给予奖励，如在表格上贴小红花，或者积累到一定数量换取想要的玩具等。假以时日，孩子就会慢慢爱上刷牙，并养成每日早晚刷牙的好习惯。

刷牙歌

小牙刷，手中拿，张开我的小嘴巴。

上面牙齿刷一刷，下面牙齿刷一刷。

左刷刷、右刷刷，里里外外都刷刷。

早晨刷、晚上刷，刷得干净没蛀牙。

刷完牙齿笑哈哈，露出牙齿白花花。

刷牙小游戏

（1）看谁刷得最干净：每天早晨、晚上刷牙时，爸爸妈妈可以和宝宝约好站在洗手盆前一起刷牙，还可以和宝宝比赛刷牙，看谁刷得最认真、最干净，还可以请家庭中的其他成员来做评委，并准备一些小奖品，激发孩子刷牙的兴趣。

（2）小汽车游戏：在刷牙时，爸爸妈妈还可以根据实际情况给孩子增添刷牙乐趣。比如，孩子喜欢汽车，那么你就可以告诉孩子牙刷是一辆小汽车，宝宝一定要开着小汽车跑过所有的牙齿，这样小汽车才能完成任务，到达终点。

（3）拍视频：当爸爸妈妈发现宝宝刷牙姿势很正确时，可以给孩子拍一段小视频或照片，在适当的时候展示给亲朋好友。这样可以极大地满足孩子的成就感，让他们爱上刷牙。

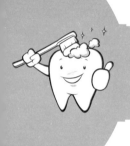

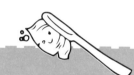

第六章

换牙期（6～12岁）：让牙齿越换越好

宝宝要换牙了

一转眼，我们的小宝贝已经五六岁了，跟随他们好几年的小乳牙也将要陆续光荣"下岗"，取而代之的是将要伴随他们一生的恒牙。爸爸妈妈们在这一时间段可不能掉以轻心啊！

换牙的时间

当小宝宝们长到6岁前后，就正式进入了换牙期。他们的小乳牙会逐渐掉落，并长出恒牙，直到他们长到12岁左右，所有的乳牙才全部更换完毕。而第三大臼齿（智齿）则会等到18岁左右才长出来。尽管我们说换牙期是从六岁开始的，但由于孩子个体差异，也会有提早到四五岁或延迟到七八岁才开始的情况，这在临床上都属于正常现象。爸爸妈妈需要记住的是：换牙并非越早越好，晚生的恒牙也不会不健康，顺其自然就好。

有些家长看到孩子迟迟没有换牙，就急着给孩子吃各种补品，其实大可不必。因为如果孩子换牙的时间未到，即使吃再多补品也不会使换牙时间提前，而且乱用补品还可能给孩子的身体带来不必要的负担。

当然，有些孩子迟迟没有换牙，也可能是疾病所致，比如，先天性缺恒牙或多生牙使恒牙无法顺利萌出等。这时，家长可带孩子到牙医处通过X光片进行确认。如果恒牙牙胚可见且位置正常，说明只是牙齿换得较晚，耐心等待即可；如果X光片不能显示恒牙牙胚，则多半是先天性缺牙，或是萌芽空间不足以及其他异常情况。这需要让医生评估，并做后续的处理。

换牙的过程

换牙的过程大致可分为三步：

第一步：乳牙期。此时恒牙已经在牙槽骨内发育，蓄势待发。

第二步：换牙时。此时恒牙已经按捺不住要向上生长，并顶住乳牙。乳牙也会因为受到恒牙向上的力量而开始松动，同时乳牙牙根会慢慢被吸收。

第三步：乳牙掉落。此时恒牙已经冒出头来，乳牙的牙根也已经被吸收，只剩下摇摇欲坠的牙冠还黏附在牙龈上。乳牙的掉落常常会在不经意间自行脱落，也可能是孩子吃东西时碰到而脱落。有些急性子的小朋友或家长也可能会借助外力将小乳牙摇晃下来。

这三步完成后，乳牙与恒牙的替换也就完成了。

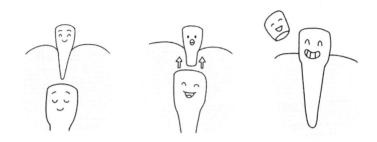

在孩子换牙期间，爸爸妈妈可能并不知道下一次要被替换的乳牙是哪一颗，总是到孩子的牙齿开始松动了才恍然大悟。其实，恒牙的萌发也是有规律可循的。如下表所示：

恒牙萌发时间表

	牙齿名称	萌发时间（岁）
上排牙齿	正中门牙	7～8
	侧门牙	8～9
	尖牙	11～12
	第一小白齿	10～11
	第二小白齿	10～12
	第一大白齿（六龄齿）	6～7
	第二大白齿	12～13
	第三大白齿	17～21

	牙齿名称	萌发时间（岁）
下排牙齿	正中门牙	6～7
	侧门牙	7～8
	尖牙	9～10
	第一小臼齿	10～12
	第二小臼齿	11～12
	第一大臼齿（六龄齿）	6～7
	第二大臼齿	11～13
	第三大臼齿	17～21

恒牙究竟有多少颗

对于这个问题，有人说是28颗，有人说是32颗。其实，恒牙究竟有多少颗并不是一定的，因为有的人在成年后萌发出了智齿，而有的人的智齿却终生没有萌出。智齿全部萌出的人就有32颗牙齿，智齿没有全部萌出的人就有28颗牙齿。因此，成年人的牙齿在28～32颗之间都是正常的。

智齿就是位于牙齿的最后方的第三大臼齿，一般在17岁之后才长出来。过去的人以为这是有了智慧之后才萌出的牙齿，故而称为"智齿"。但随着现代人的饮食愈发精细，往往并不需要智齿的帮忙，加之人类进化后颚骨体积越来越小，无法为智齿提供足够的空间，所以，大部分的智齿都发育不良（如长歪、阻生等），甚至有些人终生没有智齿。

乳牙已经晃动，该不该拔除

在孩子换牙的过程中，乳牙要脱落时在牙床上摇摇欲坠却舍不得"下岗"的情况十分常见。此时，爸爸妈妈可能就有疑惑了：没有掉的乳牙到底该怎么处置呢？如果自己拔掉会不会破坏恒牙生长？如果不拔除会不会阻碍恒牙发育？

对于乳牙要掉还没掉的情况，爸爸妈妈可以大致遵循以下三个原则：

1. 乳牙可自行脱落，一般不需要强制拔除

有些爸爸妈妈看着孩子牙床上东倒西歪的小乳牙，总是忍不住想要自己动手将其拔掉，生怕底下的恒牙没有足够的空间生长。其实，这种做法并没有好处，甚至会适得其反。这是因为，提早将还没有脱落的乳牙自行拔掉，会使乳牙的位置空缺出来，这样一来，

两边临近的牙齿就会向着自己舒适的方向生长，从而占据恒牙的位置。等到恒牙做好准备想要萌出的时候，却没有位置可占，从而出现"小歪牙"。

因此，爸爸妈妈面对摇摇晃晃的小乳牙不要心急，等恒牙准备好了，乳牙自然会慢慢松动直至脱落。

2. 摇摇欲坠的乳牙，去留随意

前面我们说过，恒牙牙胚就位于乳牙牙根的下方。随着孩子年龄的增长，恒牙牙胚不断生长发育，同时乳牙牙根也因逐渐被吸收而变得越来越短，直至最后消失。此后，没有了牙根的乳牙就会开始慢慢松动直至脱落，恒牙就会慢慢萌出。

当乳牙只是稍微有点儿晃动的时候，爸爸妈妈不要急着拔除，耐心等待几天，乳牙就会自行脱落。如果这颗牙齿已经摇摇欲坠，且乳牙本身也处于很好拔除的状态，也可以帮孩子拔除，但一定要注意清洁和卫生。

3. 乳牙没掉，恒牙已经冒出，需由医生决定

有不少孩子在换牙期间会出现乳牙还没掉，恒牙就迫不及待地冒了出来的情况。这时，家长不要自行动手拔除，最好带孩子去看牙医，待牙医评估乳牙与恒牙的状况后再决定牙齿的去留。需要提醒爸爸妈妈的是，这种情况最好及早带孩子就医，以免时间太长造成恒牙长歪等情况。

总之，对于将掉未掉的乳牙，首先应遵循"瓜熟蒂落"的原则，如果出现异常或不适，要尽早带孩子去就医。

换牙换成了"丑小鸭"

原本以为恒牙替换了乳牙，所有因乳牙没长好而带来的问题就全都解决了，却没有想到刚刚长出来的恒牙也不让人省心。孩子的牙齿不但没有变得更好，反而让原本帅气漂亮的孩子成了"丑小鸭"。

当孩子到了换牙期，新长出来的恒牙并没有想象中的那么好，而是会出现各种让孩子变丑的问题，如以下几种常见的问题：

1. 大板牙，大门缝

孩子刚进入换牙期时，最引人注目的就是两颗大板牙，而且两颗牙之间还有着很大的缝隙。原本孩子的牙齿排列还算规整，可是刚一换牙就被打乱了。

换牙换出大板牙，其实是因为新长出来的恒牙的个头本身就比乳牙大，而两边其他乳牙还没有更换，就使得刚刚萌出的两颗牙齿显得很突兀。随着孩子的身体以及面部骨骼的不断发育，乳牙陆续被恒牙替换，大板牙就不会那么突出了。

而两侧缝隙较大，其实只不过是因为侧门牙和尖牙的恒牙还没有长出。通常，孩子到了12岁左右，侧门牙和尖牙的恒牙萌出后，"大门缝"就自然会被推挤到闭合状态。当然，孩子如果有多生牙卡在门牙之间，或是唇系带过长、舌头习惯性推挤、牙齿过小等问题，也会导致"大门缝"，家长应及早带孩子向牙医寻求解决方案。

2. 大虎牙

虎牙其实就是长歪、暴出来的上颚恒犬齿，因为看上去突出且尖锐，与老虎的牙齿相似，因此被称为"虎牙"。

形成虎牙的原因是上颚恒犬齿是所有牙齿中较晚长出来的，如果在这颗牙齿换牙时，原来的位置被其他牙齿占领，那么后萌出的上颚恒犬齿就不得不向外寻求领地而形成虎牙。但犬齿在我们的口腔中扮演着非常重要的角色，如果没有犬齿，无论从面部的美观还是咀嚼时的咬合上都会受到很大影响。所以，矫正牙齿时，医生一般不会建议拔除犬齿。

3. 牙齿发黄

爸爸妈妈们都会发现，原来的珍珠贝齿替换成恒牙后明显发黄，这是为什么呢？我们前面讲过，牙齿是由牙釉质、牙本质等构成的。其中牙本质呈微黄色，牙釉质为半透明。而恒牙的牙本质比乳牙的牙本质更厚，所以经过牙釉质透出来的黄色也就更深一些，牙齿也就比乳牙显得黄。

可见，新长出来的恒牙发黄是正常现象，所以爸爸妈妈不用担心。

4. 新牙有锯齿

原来乳牙门牙的切端是光滑的，但新长出来的门牙的切端却是锯齿状的，有些家长甚至孩子自己也担心牙齿是不是有问题。

实际上，锯齿状是牙齿正常发育的结果。因为牙齿的切端并不是一个平板发育而成，而是由几个发育结节合成的，结节与结节的连接处就会有凹陷，让牙齿看起来像是锯齿一样。

不过，这些像锯齿一样的门牙会随着年龄的增长以及牙齿长年累月的使用而逐渐被磨平，锯齿自然就会渐渐消失。

5. 乳牙早早掉了

有些孩子的乳牙还没有到换牙的时间就已经脱落了，而恒牙却还没有到长出来的时间，这一段时间孩子的牙就成了"小豁牙"。乳牙过早脱落的常见原因有两点：一是乳牙龋齿严重不得不提早拔除，二是外伤造成乳牙掉落。不管哪种情况，乳牙过早脱落都要让孩子带上空间维持器，目的是确保尚未长出的恒牙的空间不会被临近的其他牙齿占据。

总之，孩子在换牙的过程中会出现各种不如人意的地方，爸爸妈妈们需要细心观察、多多留意，一方面安慰好孩子们焦虑的心情，另一方面要发现问题及早就医，寻求最佳解决方案。

孩子换牙时的五大注意事项

无论是爸爸妈妈还是孩子自己，都希望新长出来的恒牙与乳牙相比能够"更上一层楼"。为了这个美好的愿望，本节的五大注意事项一定不能忽略哦！

孩子换牙时，要注意哪五大事项呢？具体内容如下。

1. 换牙成了丑小鸭，家长鼓励不能少

上一节我们讲到了孩子在换牙的时候会出现各种不如意，加上恒牙、乳牙并存，无论是生理还是心理，对孩子来说都是一种不小的挑战。比如，换牙时的各种不舒服甚至疼痛，以及乳牙已经脱落但恒牙还没有萌出时（特别是门牙）成了"小豁牙"。这一时段，孩子往往因为害怕被嘲笑而变得不够自信。

此时，爸爸妈妈应该适时地给予孩子心理上的支持和认同，多跟孩子讲一些正面积极的关于换牙的知识，比如，"换牙就意味着你已经长大了""之后长出来的牙齿将会更加坚固""换牙是每个人都要经历的，爸爸妈妈也像你一样是从'小豁牙'过来的"等，让孩子能够以平常心看待换牙期间的各种问题。

2. 口腔好习惯，助力好牙齿

尽管牙齿的好坏与否与遗传有着很大的关系，但后天营造良好的口腔环境也会有利于孩子的牙齿向着积极的方面发育。相反，如果后天口腔环境恶劣，即便先天条件优越，依然会让一口好牙变坏。比如，因为甜食过量导致蛀牙严重，进而导致空间缺失，或者吃手、咬嘴唇、舌头前顶等，也可能会成为牙齿排列不齐的原因。

因此，爸爸妈妈一旦发现宝宝的不良习惯，务必要柔性劝导，及早纠正，不要让原本有着良好基因的牙齿毁在不良的口腔习惯上。

3. 换牙期清洁工作更要仔细

孩子在换牙期间，由于乳牙与恒牙同时存在，会造成牙齿在排列上不如乳牙期规整，出现参差不齐、缺二少三的情况。所以，清洁牙齿的工作也会比之前困难。特别是当乳牙已经出现晃动时，孩子和家长都不敢碰触，往往会使得牙齿周围的牙龈出现炎症而出血或疼痛。除此之外，牙齿排列不整齐还容易出现清洁死角，特别是最里面的第一大臼齿，很容易因为清洁不彻底而产生蛀牙，所以爸爸妈妈一定要做好监督和协助工作。

为此，从孩子6岁左右开始，爸爸妈妈就要逐渐教会孩子正确的刷牙方式。目前备受推崇的巴式刷牙法（后面的专题会有专门介绍）可以成为孩子日常清洁牙齿的主要方式。另外，牙线也是清洁牙齿的好帮手，但鉴于10岁之前的孩子常常掌握不好力度而伤及牙龈，此期间仍然需要爸爸妈妈使用牙线或牙线棒来帮助孩子清洁牙缝。等到10岁之后，孩子的手部活动足够灵活，也能够很好地掌控力度之后，再慢慢让孩子自己使用牙线或牙线棒清洁牙齿缝隙。

4. 换牙虽不适，饮食莫过精

孩子在换牙期间难免会有一些小小的不适，但爸爸妈妈并不需要因此为孩子特意准备软质的食物，只需要按照平常的饮食习惯进食即可。因为长时间食用过于精细和软质的食物，牙齿缺乏硬质食物的咀嚼刺激，就有可能影响牙床的发育和咀嚼能力。当然，如果孩子在换牙时有明显的不舒服或胃口不佳，爸爸妈妈可以让孩子吃些软质或冰凉的食物，以便缓解不适。

至于换牙时的营养，不少家长都认为应该补一补。但实际上，即便孩子处于换牙期，只要维持营养均衡、软硬适度的饮食习惯就可以了，并不需要为了牙齿额外补充营养。

5. 定期看牙，防患于未然

不可否认，有些孩子换牙的过程非常顺利，既没有出现各种不适症状，也没有出现双排牙、牙齿缺失等问题。但爸爸妈妈仍然需要定期带孩子看牙医，随时留意孩子乳牙与恒牙的发展状况，以确保恒牙的健康。

窝沟封闭有必要做吗

爸爸妈妈们一定听说过窝沟封闭吧？那么，孩子究竟需不需要做呢？哪些牙齿需要做窝沟封闭呢？又有什么需要注意的呢？

什么是窝沟封闭

我们看似光滑的牙齿其实都并不是完全光滑的，比如，磨牙咬合面的窝沟就像沟壑一样呈起伏状。即使是如平板一样的门牙，其内侧面也是高低起伏的。我们的牙齿不仅不光滑，在磨牙的表面还有形状各异的窝沟裂隙，这些窝沟裂隙远比我们肉眼看到的更深，甚至深达釉质深部！因此，当我们刷牙时，牙刷的刷毛很难对窝沟深处的食物残渣和细菌进行清洁，这些卫生死角也就成了龋齿的高发地。

如果我们能够对刚萌出尚未发生龋齿的牙齿进行一下"保护"，将这些卫生死角封闭起来，那么龋齿也就不会发生了，这就是窝沟封闭技术。

窝沟封闭技术就是对牙齿表面进行处理后，将液体状的封闭剂涂布在窝沟处，并渗进窝沟裂隙，然后用一定波长的光源对封闭剂进行固化处理，固化后的封闭剂会变硬，并形成一层光滑而结实的屏障长期存留在牙齿窝沟内。牙齿进行窝沟封闭后，既杜绝了食物和细菌进入窝沟裂隙，又使窝沟处的刷牙工作变得更加简单和有效。

哪些牙齿需要做窝沟封闭

凡是有窝沟且裂隙深的牙齿都可以做窝沟封闭，但一般来说，窝沟裂隙深的牙齿都是磨牙，所以医生通常也只建议给宝宝的磨牙做窝沟封闭。比如，孩子3岁左右长齐的乳磨牙，6岁左右萌出的六龄齿，12岁左右萌出的第二恒磨牙，都可以做窝沟封闭。

当然，磨牙做窝沟封闭并不是绝对的。比如，有些孩子12岁左右萌出的双尖牙的窝沟也比较深，也可以做窝沟封闭。另外，有些孩子的前牙的内侧面也存在一些特殊的裂隙结构，也可以做窝沟封闭。

总之，究竟哪些牙齿需要做窝沟封闭，最终还是要请医生通过专业的检查来判断。

什么时候做窝沟封闭最好

想要窝沟封闭的效果达到最佳，很重要的一点是孩子的配合程度。因为做窝沟封闭时要确保酸蚀牙面不被唾液污染，所以如果孩子配合度不够，就往往无法做到有效的唾液隔离而影响黏接效果，造成封闭剂脱落。所以，做窝沟封闭的时间可以按下述顺序进行：

（1）乳磨牙可以在孩子3～4岁时进行，以免孩子太小无法配合。

（2）六龄牙可在孩子6～7岁时进行。

（3）第二恒磨牙可在孩子12～13岁时进行。

当然，这个时间并不是绝对的，具体到每一个孩子还需要结合牙齿的具体情况进行，比如具有高龋齿风险的孩子可以把时间适当提前。

已经龋坏的牙齿还有必要做吗

如果孩子的牙齿已经发生了龋坏，那么究竟做不做窝沟封闭就要分情况对待。如果牙齿龋坏的部位正好在窝沟处，龋坏已经破坏了窝沟的正常形态，那就不必再做了；如果龋坏的部位不在窝沟处，那么就可以做；如果龋坏发生在窝沟处，但只在一部分窝沟处，那么没有龋坏的窝沟部分还可以做。

爸爸妈妈们需要注意的是，窝沟封闭只是从牙齿结构方面降低了牙齿罹患龋病的风险，并不能保证绝对远离龋齿。而远离龋齿的关键其实在于日常对口腔和牙齿的有效清洁和维护。所以，爸爸妈妈们不要忘记，带孩子去做窝沟封闭的同时，还要坚持帮助孩子保持口腔清洁哦！

专题：换牙期的刷牙法

　　现在孩子已经是一名小学生了，手部肌肉也已经发育到了一定的程度，自己刷牙也不是什么难事了。因此，爸爸妈妈可以将刷牙的工作交给孩子，自己做个合格的监督者就好了。

巴士刷牙法

　　巴士刷牙法，也叫水平颤动法，是目前世界上公认的有效的刷牙方法。它可以有效清洁容易被人忽视的牙龈沟（牙齿与牙龈的交界处）里的菌斑和食物残渣，从而达到预防和减轻牙龈炎症，缓解牙龈出血等问题。

巴士刷牙法的关键点

　　（1）正确握牙刷。用手握住牙刷柄，并且将大拇指指腹抵住牙刷柄，如同我们伸大拇哥赞扬别人一样。手握牙刷柄的位置要适中，不要过于用力，但力量要能够握稳牙刷不至于使其脱落。

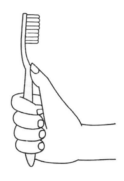

（2）牙齿的外侧面。刷牙齿外侧面时，刷毛要对准牙齿与牙龈的交界处，将刷毛向牙龈处轻压，贴近牙面，让牙刷与牙齿间呈45～60度角，采取水平方式，每次两颗牙齿，来回刷10次左右。上下排牙齿相同。

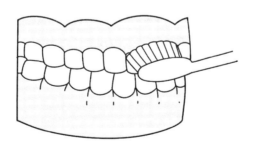

（3）牙齿的内侧面。刷牙齿的内侧时，刷毛与牙齿的角度仍

然是45～60度，方法与刷外侧面一样。但是内侧面由于有舌头的阻碍，不容易刷干净且容易感到恶心，所以刷牙时要放松心情，试着用鼻子呼吸，尽量少接触舌头，尤其是刷第二、第三磨牙时。

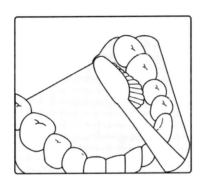

（4）牙齿的咬合面。对于牙齿的咬合面，可以使刷毛与牙齿面呈直角，刷牙时每次两颗牙齿来回刷，每颗牙齿刷10次左右。

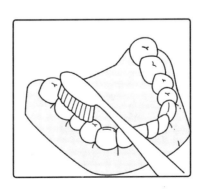

（5）前牙的内侧面。在刷前牙内侧面时，可以将牙刷刷头竖起，变成上下刷，而不是水平刷。上下前牙的刷法一样。

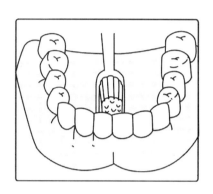

虽然孩子大致上已经可以自己刷牙了，但爸爸妈妈仍然不能偷懒，不仅要让孩子愿意刷牙，还要多多检查孩子是否已经刷干净，必要的时候还可以帮助孩子刷一刷，或者帮助孩子使用牙线清理牙齿缝隙间没有清理干净的食物残渣等。

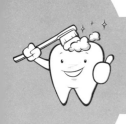

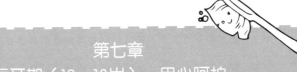

第七章
恒牙期（12～18岁）：用心呵护，
一口好牙咬到底

如何让一口恒牙咬到底

虽然恒牙相比乳牙要坚固，但并不是恒牙全部替换了乳牙就万事大吉了。只有我们好好照顾这些将要伴随孩子一生的牙齿，它们才不会出现各种各样的问题，爸爸妈妈们可千万不能忽略哦！

为了保护好孩子的恒牙，爸爸妈妈们要注意以下事项：

1. 营养均衡，粗细搭配

实际上营养均衡并非只是牙齿的需要，而是保证孩子在整个成长阶段都能够健康发育的基础。因此，六大营养素——碳水化合物、脂肪、蛋白质、维生素、矿物质、水一定要保持均衡摄入。

除了均衡营养外，医生通常还会建议给孩子多吃一些既富含营养又需要多多咀嚼的食物，这样在保证营养的同时还可以借助粗制食物来锻炼孩子的颌骨、脸部肌肉等。

另外，一些零食和含糖饮料应尽量让孩子少摄入，尽管在这一时期孩子对于饮食都有了自己的想法，但爸爸妈妈要学会劝导。如果孩子一定要喝含糖饮料或者吃零食，那么爸爸妈妈要做的就是确保孩子在食用后清洁牙齿。与此同时，爸爸妈妈还要以身作则，让孩子在耳濡目染中知道哪些食物对牙齿好，哪些食物会伤害牙齿。

2. 远离给牙齿"染色"的食物或饮品

巧克力、咖啡、茶等都容易造成牙齿染色，长期食用就会形成色素沉积，即便刷牙也不能彻底去除。但进入青春期的孩子又难免想要尝试各种儿时被绝对禁止的食物，若孩子真的想喝，可以让他选择用吸管饮用，这样就减少了这些饮品与牙齿直接接触的机会。

如果孩子的牙齿已经出现了色素沉积，爸爸妈妈也不用过于紧张。对于这类染色可以请医生帮忙清除，清除之后牙齿就会恢复原貌。不过，即便不难恢复原貌，像巧克力、咖啡、茶等食物或饮品，因为含有咖啡因等，如果长期大量食用，对青少年的生长发育会有不利影响，所以爸爸妈妈要尽量控制孩子对这些食物或饮品的摄入。

3. 尽量避免牙齿美白

进入青春期的孩子会格外在意自己的外表。有些孩子的牙齿白皙，但有些孩子的牙齿却偏黄。为了能够拥有一口洁白的牙齿，孩子可能会寻求各种方法，包括一些不太正规的牙科诊所大肆宣扬的

"牙齿美白"。爸爸妈妈一定要做好孩子的思想工作，不要让孩子过早进行牙齿美白，以免刺激牙髓，造成牙齿敏感。如果有需要，最好等到成年之后再接受美白治疗。

事实上，不管牙齿的颜色是偏黄还是偏白，很大程度上都取决于遗传。而且东方人的牙齿原本就偏黄，牙齿的颜色与牙齿的健康并没有太大关系，牙齿健健康康才是最重要的。

4. 清洁工作要保持

尽管之前不太好的乳牙已经被坚固的恒牙替换，但是对牙齿最好的照顾方式仍然是认真清洁。而清洁牙齿的最好方法依然是刷牙和使用牙线。具体的刷牙方法将在之后的专题里进行介绍。

5. 每半年要看一次牙医

许多人对于牙齿保健的看法是"不痛就没必要看牙"，但实际上如果等到牙齿痛了的时候，表示牙齿已经出现了严重的问题，比如牙龈炎、牙周病，甚至可能是龋齿已经侵害牙髓神经了。如果等到这种程度再去看牙医、做治疗，那么无论是时间还是金钱都将成倍增加。

所以，为了防患于未然，每半年就要带孩子看一次牙医，没有问题就继续保持好习惯，有了问题可以及早诊治。

孩子用不用洗牙

一说到洗牙，很多爸爸妈妈都不会往孩子的身上想，总觉得洗牙是大人的事儿。说到孩子洗牙，爸爸妈妈们又担心会把孩子的牙齿洗松动或者伤及牙釉质。那么，洗牙究竟是怎么回事呢？它到底会不会对人体有伤害呢？孩子到底需不需要洗牙呢？可不可以洗牙呢？

洗牙究竟是怎么回事儿

生活中常听"洗牙"这个词，其实洗牙是我们的通俗叫法，它的专业叫法是"龈上洁治术"，是指用洁治器械去除牙龈上的牙石、菌斑和色渍，并磨光牙面，以延迟菌斑和牙石再沉积的一种牙齿治疗术。

我们知道，牙齿的周围少不了食物残渣、细菌、唾液等的黏附，若不能及时清洁，这些黏附物就会慢慢变成坚硬的牙结石并长期附着于牙齿表面。这些牙结石上的细菌会释放毒素，引发牙龈炎，导致牙龈红肿、出血、疼痛等。如果炎症长期得不到改善，就会造成牙槽骨骨质丧失，使得牙齿松动而成为牙周炎。而洗牙就是清除牙结石，使牙龈恢复清洁的过程。

洗牙会不会伤害牙釉质

洗牙是通过超声洁治器的工作头的高速振动，去除牙齿上、牙龈沟内或浅牙周袋内的牙结石，以及牙齿上的软垢、牙菌斑等。有些牙科诊所或是医院可能会采取手工洗牙，但同样是使用锐利的刮治器将牙结石刮下，而不是挖牙齿本身的牙釉质。

当然，洗牙工具的尖端难免会对牙釉质造成轻微的刮擦，但这并不会给牙釉质带来实质性的伤害。洗牙之后，牙医会对牙面进行抛光，使牙面平滑，防止牙菌斑和牙石的再次沉积。

洗牙的不适

因为洗牙毕竟是将沉积已久的牙石去除，所以在刚刚洗完牙时会有很多人感觉不适应。比如：

（1）感觉牙缝变大。由于洗牙取出了附着于牙齿上的牙结石、软垢以及菌斑，原本被这些物质填充着的牙缝就会显得"空荡荡"的，加之去除了这些东西，也就取出了引起牙龈炎症的刺激物，牙龈不再肿胀，就会出现洗完牙后牙缝"变大"的感觉。

（2）牙齿敏感酸痛。由于牙齿上牙结石的长期堆积，使得牙结石覆盖下的牙龈在一定程度上出现萎缩，甚至出现牙根暴露的现象。所以，当牙结石这层"保护膜"被剥去之后，就会有牙齿敏感酸痛的感觉。

（3）牙齿松动。有些人由于牙结石已存在多年，使得牙槽骨已经出现萎缩，牙根早就失去了"土壤"的支持。所以在去除牙结石之后，牙齿便没有了"依靠"，于是就会产生牙齿松动的感觉。

孩子需不需要洗牙要看情况

一般来说，如今的父母都有一定的口腔清洁意识，能够督促孩子刷牙，所以孩子形成牙结石的情况较少。如果孩子口腔状况良好，没有牙结石，通常不需要洗牙。但下面几种情况也有可能需要对孩子的牙齿进行清洁处理。

（1）孩子喜欢进食软而黏的食物，刷牙效率低，牙齿清洁不彻底，牙面上的软黏食物也会导致孩子的牙齿周围形成少量牙结石。这种情况除了需要爸爸妈妈们加强监督孩子仔细高效地刷牙外，还需要定期对孩子的牙齿进行检查并做牙面清洁，必要时进行洗牙，以控制牙龈炎的发生。

（2）孩子因患有龋齿而疼痛，不敢用患侧牙齿咀嚼，也不敢刷牙。长期如此，患侧牙齿上堆积的食物残渣便可形成牙结石。这种情况应及时就医，先对龋齿进行治疗，消除病因，再对牙齿进行清洁，去除牙结石。

（3）孩子喜欢深色食物，使得牙面形成色素沉淀。这种情况也需要牙医进行判断，必要时需要对牙齿表面进行清洁处理，去除色素，恢复洁白牙齿。

　　总之，洗牙其实就是给牙齿洗个澡，如果有必要，爸爸妈妈们不要犹豫和担心，在给孩子洗牙之后，继续监督孩子做好口腔的清洁工作就可以了。

专题：恒牙期要让孩子学会自己用牙线

12~18岁这个年龄的孩子，已经完完全全是个大孩子了，无论是从手部肌肉发育还是从刷牙的自觉性上，都与成人没有太大的差别了。因此，也应该掌握一项新的技能了——牙线的使用。

到了恒牙期，孩子刷牙的方法既可以采用简便易操作的圆弧法，又可以采用时下最受推崇的巴士刷牙法。除此之外，还应该掌握好牙线的使用方法，毕竟我们每次刷牙只能刷到牙齿的70%，而那些隐藏在牙缝、牙颈等部位的牙菌斑、牙垢以及食物残渣等，都时刻威胁着孩子的口腔健康。因此，牙线就成了清除另外30%的利器。事实上，有些牙医认为孩子从4岁开始就可以使用牙线了，但每个孩子对使用牙线的力度和技巧的掌握情况不一样，家长可以根据孩子的自身情况定夺究竟多大可以使用牙线。

牙线的使用可以大致分为以下四个步骤：

（1）首先，将牙线结成环，绕在两手的中指上，两边都用大拇指和食指拉住大约2厘米左右的牙线，并使牙线绷紧。然后，将牙线轻轻从牙齿的咬合面压入牙缝当中，并缓慢滑进牙龈的最低部位置，切忌速度过快，以免划伤牙龈。

（2）当牙线到达牙龈底部的时候，将牙线贴合牙齿并弯曲成C形，然后沿着牙齿的侧面上下提拉牙线，清除牙菌斑以及食物残渣等；一侧完成之后，牙线无须拉出，直接移到另一侧，用同样的动作清洁另一面牙齿。

（3）当牙缝的两个牙齿侧面都清洁好之后，就可以把牙线一前一后慢慢拉出；再换另一段干净的牙线对另一条牙缝进行清洁，直至所有的牙邻面都清洁干净。

（4）用牙线将所有牙缝以及牙邻面都清洁好之后，需要再漱一漱口。这样，那些被牙线卷起但没能随着牙线出来的食物残渣、牙垢等，就会随着漱口水被冲出来，牙齿也就得到了最充分的清洁。

刚刚开始的时候，尽管孩子看似已经掌握了牙线的使用方法，但仍然少不了家长从旁协助。另外，如果孩子感觉使用牙线不方便或是掌握不好技巧，爸爸妈妈也可以给孩子购买牙线棒，这样使用起来会更方便一些。

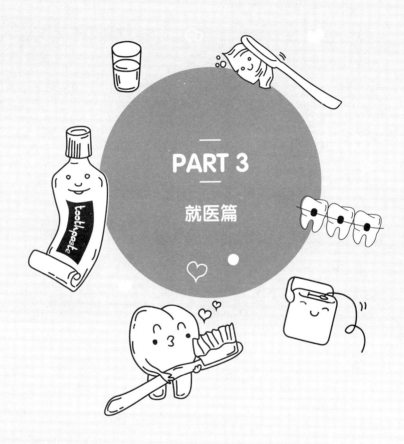

PART 3

就医篇

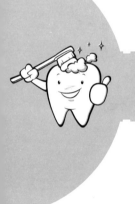

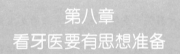

第八章
看牙医要有思想准备

儿童牙医与成人牙医大不同

如果孩子感冒发烧了，或是拉肚子了，爸爸妈妈往往会毫不犹豫地带着孩子去挂儿科。但是，孩子的牙齿出了问题是去儿科还是牙科呢？当然是牙科，但必须是儿童牙科。那么，儿童牙医与成人牙医有什么不一样呢？下面就让我们来看一看吧！

所谓"术业有专攻"，虽然都是看牙，但儿童牙医与成人牙医却有很多不同。也正是这些不同，才得以让孩子看牙变得更顺利、更有效。那么，儿童牙医有哪些不同呢？主要有以下几点：

1. 更加关注儿童的心理

一位优秀的儿童牙医与成人牙医最显著的不同就在于，他们在儿童的心理以及治疗行为管理上，有更为专业的训练与研究。这使得他们在与儿童患者接触时能够更好地消除儿童的焦虑和紧张情绪，引导他们配合医生，从而达到顺利诊疗牙齿的目的。

2. 以孩子的视角看世界

目前，大多数专业口腔医疗机构都设有儿童诊疗专区，诊疗区内活泼可爱的色彩、生动有趣的图画，都能够为孩子营造一种轻松的、贴近孩子心理的氛围，让孩子仿佛置身于儿童乐园，从而减少孩子的紧张情绪和抗拒心理。

与此同时，儿童牙医也会从孩子的视角出发与孩子沟通，他们会用适当而有趣的语言取代一些生硬的专业术语，让孩子既能明白牙医要进行的动作，又不会觉得害怕或是无趣。比如，他们会将磨牙机叫作"小蜜蜂"，把吸口水的吸唾管叫作"大象鼻子"，把探针叫作"仙女棒"，等等。听到这些有趣又熟悉的名词，孩子的紧张情绪就会慢慢缓解，从而与牙医建立良好的信任关系，也就愿意在这个"魔法天地"试探着去了解那些神奇的道具以及使用的方法了。

3. 能提供更为专业的建议

儿童牙医除了对孩子的牙齿进行诊疗外，还有另外一个重要的工作——向家长传递正确的口腔护理观念。儿童牙医较之成人牙医往往询问和观察得更为细致，比如，儿童牙医会根据孩子的生长发育状况、牙齿的状况，甚至平时的饮食习惯以及照顾者的不同而给出更为细致的清洁牙齿的小步骤、小细节，有的儿童牙医甚至连怎样控饮食习惯制都会给出最好实行的、最有效的方法，让家长在照顾孩子牙齿时不至于茫然不知所措。

我们知道除了遗传因素外，孩子要想拥有一口好牙还取决于爸爸妈妈平日里悉心的照顾，而一位优秀的儿童牙医正是扮演了知识提供者的角色，让家长有章可循，不至于每日只做无用功，甚至南辕北辙。总之，儿童牙医就是爸爸妈妈的坚强后盾，有他们在背后不断提供良好的照顾孩子牙齿的方法，爸爸妈妈才能发挥出自己最大的效能，为孩子拥有一口洁白健康的牙齿保驾护航。

什么样的牙医才是好牙医

孩子的牙齿出了问题，爸爸妈妈都会心急如焚，但绝不能"病急乱投医"，尤其是给孩子诊疗牙齿的问题，一旦诊治失当，那可不得了。

想要为孩子挑选一名好牙医，爸爸妈妈们至少要关注以下四件事情：

1. 就医环境

带孩子看牙时，就医环境的好坏直接提示了爸爸妈妈：您的孩子将要在什么样的卫生条件下接受诊治。当我们步入牙医的工作室后，首先要注意的是是否干净、明亮、整洁，这些不仅反映了就诊的医院或诊所的整体水平，还在某种程度上代表了牙医本人对待工作的态度。

另外，一些正规的大型医院或是诊所通常会专门为儿童设置一些可爱的、充满色彩的空间，有的候诊区甚至会备有玩具以及儿童书籍。这些虽然与看牙无关，但可以大大缓解儿童在看牙时的紧张和焦虑。

2. 态度语气

大多数孩子对看牙都有很大的抵触情绪，因此在看牙的过程中难免会出现哭闹、踢打等不配合的情况。面对这种情况，一位好的牙医绝对不会因此而出现任何不耐烦的情绪。因为专业的儿童牙医都熟知孩子的心理，在看牙的过程中，他们往往比家长更清楚该如何安抚抗拒的孩子，让孩子从紧张和恐惧中放松下来，并愿意配合检查和治疗。这不但有利于整个诊疗过程的进行，并且还利于孩子与这位牙医建立良好的信任关系，为下一次来访或治疗打下好的基础。

3. 专业程度

一位专业的儿童牙医，在孩子到了他的诊室后，首先会给孩子建立一个完整的病例档案，然后对孩子的口腔进行全面的检查，再对个别牙齿进行牙片拍摄。当牙医掌握了孩子的口腔状况后，会与孩子和家长进行客观的分析，比如，牙齿有几种治疗方案，每一种治疗方案的利弊。之后，牙医会将最终的决定权交给家长，他们会最大限度地尊重孩子和家长的选择。

除了能够给孩子的牙齿提供专业的诊疗外，好的牙医还会向家长提供很多后续的服务和指导意见，比如如何刷牙、如何饮食、如何对患牙进行护理等。

4. 患者口碑

俗话说"金杯银杯不如患者的口碑"，这句话一点儿也不假。尽管口口相传的方式较为原始，但也是最有权威的评价。如果你打听到有人说"这位医生可有耐心了""孩子去他那一点儿都不害怕""上次给孩子补的牙效果特别好""按照这位医生教的刷牙方法，孩子的牙齿保持得非常好"，那么，这位医生一定有他的过人之处。

当然，爸爸妈妈可能会说，儿童牙医哪个不会哄孩子啊？这也没错。作为儿童牙医，通常都会有自己的一套哄孩子的方法，但如果同时加上对他医术的评价，那他就不失为一位好的儿童牙医了。

总之，为孩子选择牙医，爸爸妈妈一定要擦亮眼睛，让孩子快快乐乐地接受诊疗，以最快的速度让口腔康复。

孩子看牙，家长要有的观念

爸爸妈妈都知道看病难，其实，带孩子看病更难，而带孩子去看牙更是难上加难。如果爸爸妈妈准备充分，看牙就会事半功倍；相反，如果爸爸妈妈毫无准备，则有可能会事倍功半。

尽管当孩子的牙齿出现问题后，爸爸妈妈首先要做的就是带孩子去看牙医，但是这并不意味着所有的事情都交给牙医就可以了。为了能够让孩子顺顺利利地接受牙医的诊疗，爸爸妈妈还要做好以下工作：

1. 与孩子一同面对

要保证孩子的牙齿健康，需要孩子、牙医和家长的共同努力，三者缺一不可。即便是孩子的牙齿出了问题需要看牙医，若没有家长的全力配合，也常常无法使孩子的牙齿得到完善的治疗。

因此，带孩子看牙医，除非万不得已，爸爸妈妈一定要亲自带孩子去。这是因为如果没有爸爸妈妈的参与，医生往往无法传达重要的口腔资讯，当需要做重要的诊疗计划时，除爸爸妈妈以外的其他人也往往无法做出决断。所以，爸爸妈妈最好提前安排好自己的时间，尽量保证能够全程陪同孩子去看牙。这将会给孩子莫大的鼓舞，使得孩子对于看牙的焦虑大大降低。

2. 看牙不是牙医一个人的事情

虽然孩子的牙齿问题只有交给牙医才能解决，但看牙绝不仅仅是牙医一个人的事情。作为爸爸妈妈，还需要做一些准备工作，了解一些有关儿童牙科诊疗的知识。比如，在正式带孩子去看牙医之前，爸爸妈妈可以通过多种渠道，如相关书籍、电脑进行查询，以及通过身边亲友等来了解一下牙医看诊时可能出现的一些状况，主要有：为了防止孩子哭闹，牙医会采取哪些方式来稳定孩子的情绪，或是采取什么样的强制措施；在治疗过程中，会有哪些医疗行为，如根管治疗、笑气麻醉等，以便与牙医沟通时更加顺畅。除此之外，爸爸妈妈对牙医的诊疗行为有一个大概的了解也有助于与牙医更快地达成共识，并建立互信的桥梁。

3. 治疗不急于第一次

很多爸爸妈妈带孩子去看牙都是特地请了假的，因此也总是会希望去了就马上给予治疗，恨不得去一次就把所有问题都解决了。但实际上，牙医不一定会马上治疗，也不一定会对爸爸妈妈认为最应该治疗的那颗牙齿进行治疗。只有当孩子的牙齿疼痛难忍时，牙医才会紧急处理疼痛的牙齿。这一点，爸爸妈妈一定要有心理准备。

牙医之所以这样做，是因为孩子在没有任何心理准备的情况下，很难乖乖配合牙医的治疗，使得治疗行为根本无法开展。而如果采取强制措施坚持治疗，往往会使得孩子在第一次看牙时就留下恐惧的印象，给以后的治疗带来更大的麻烦。

想想看，如果换成是爸爸妈妈自己去看牙会不会有点儿紧张？毫无思想准备到了医院就要拔牙会不会害怕？当然会。既然爸爸妈妈都会紧张，更何况是孩子呢？所以，通常来说，第一次看牙医，除了口腔检查、必要时照X光、口腔知识传达、讨论治疗计划外，牙医很可能还会请爸爸妈妈预约过几天再来治疗。

总之，看牙，尤其是给孩子看牙，大多都不会和爸爸妈妈所预想的一样，因此一定要做好心理准备，以便顺利诊疗孩子的牙齿。

三招让孩子对看牙说"yes"

看到孩子的牙齿已经被"小虫虫"吃了很多，爸爸妈妈都心急如焚，想要带孩子赶紧去牙医那里把坏牙修补好。可是却偏偏做不通孩子的工作，无论怎么说孩子就用一个词"不去"来应对。面对这种情况，爸爸妈妈该怎么办呢？

我们都知道，牙医在治疗的过程中，经常发出"吱吱"的声音。孩子还很小，不明白牙钻"吱吱"地在牙齿上来回磨动意味着什么，怎么能不恐慌？所以，一些孩子坐在椅子上十分恐惧，极其不配合，不少家长好话说尽都无济于事，最后发脾气教训孩子，埋怨孩子不懂事。

其实，孩子对看牙一再拒绝只不过是因为他们对看牙不了解而产生的焦虑而已，爸爸妈妈学会以下三招，孩子很可能就愿意去看牙医了。

1. 爸爸妈妈要保持愉悦

不可否认的是，不少爸爸妈妈在带孩子看牙时比孩子还要紧张。这可能源于两个方面的原因。

第一，爸爸妈妈在自己小的时候有过不好的看牙体验。毕竟，在爸爸妈妈小的时候，医学技术还不够先进，一些需要上麻醉药的治疗可能没有妥善的减缓疼痛的方法，给家长的心里留下不好的印记。而且，当时可能还没有专门的儿童牙科诊所或是儿童牙医，因此，爸爸妈妈小时候看牙时可能对牙医的印象是"凶巴巴"的。但现在已经今非昔比，牙科诊疗的技术和观念都发生了很大的变化，千万别总是停留在"看牙＝疼痛""看牙＝被凶"的观念里。

第二，爸爸妈妈太过心疼自己的孩子，一想着孩子那么小就要做根管治疗甚至拔牙，爸爸妈妈就已经受不了了，紧张与不安都写在了脸上。

要知道，孩子其实是非常敏感的，尽管爸爸妈妈可能也在刻意地掩饰，但你不经意间流露出来的焦虑和不安往往会被孩子准确地捕捉到，从而使得孩子产生恐惧心理。

所以，爸爸妈妈首先要从调整自己的心理状态入手，以轻松愉悦的心情迎接孩子的首次看牙。

2. 提前让孩子了解看牙过程

其实，很多时候我们感到焦虑或者恐惧，只不过是因为不了解。当我们了解了一件事情的真相后，往往就不会那么害怕了。看牙也是一样。

要想让孩子不抗拒看牙，就要先让孩子了解看牙究竟是怎么一回事，等到孩子知道了看牙都有些什么样的操作后，自然就不会那么害怕了。

为此，爸爸妈妈可以借助孩子平时喜欢的卡通人物或是和牙齿有关的童话故事等，来让孩子感受到看牙并不是多么可怕的事情，从而慢慢接受治疗。

除此之外，现在很多玩具店都有牙医玩具或是布偶等，爸爸妈妈也可以买回来与孩子一同玩"看牙"的游戏，并借此机会渗透一些看牙的过程和看牙会用到的器具。当孩子觉得自己原来也可以在看牙的过程中做得很好时，自然也就不那么恐惧了。

比如，孩子害怕电钻的声音，家长可以请求牙医把电钻取出来拿给孩子看看，并告诉他，这个工具能出水，就像电动牙刷一样，可以把他的牙齿洗干净。使用亲切的语言与孩子进行交流，获得孩子的信任，可以消除孩子的不安情绪。

3. 到孩子的心里探个究竟

如果孩子已经对看牙有了排斥心理，说到看牙就害怕、哭闹，多是因为在以往看牙时有过不愉快的经历，或是大人曾经有意或无意地灌输过"牙医怕怕"的认知。在这种情况下，爸爸妈妈一定要理解孩子，并慢慢让孩子说出拒绝看牙的真正原因是什么，对症下药，往往能够收到更好的效果。

　　总之，当孩子表现出抗拒甚至哭闹时，爸爸妈妈切勿一味责骂，而是要设身处地地去理解孩子幼小的心灵所需要承受的焦虑和压力，慢慢疏导。

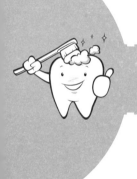

第九章

配合医生治疗，让诊疗更轻松

看牙前，家长与孩子要做哪些准备

已经约好了日期去看牙，那么看牙的当天，爸爸妈妈还要做些什么才能保证孩子开开心心地进入诊室，顺顺利利地接受诊疗呢？

带孩子去看牙有很多注意事项，比如在带孩子去看牙的当日，爸爸妈妈要做好以下几件事：

1. 让孩子把小牙齿刷干净

每天早晚刷牙其实是孩子每日清洁口腔的必修课，尤其是看牙这一天，更是不能落下。在看牙这一天强调要把牙齿刷干净的原因有三点：

（1）将干干净净的牙齿给医生看，是对牙医的一种尊重。

（2）口腔内保持干净，可以让牙医一目了然地了解口腔内的状况。试想，如果不刷牙，牙医一眼望去只能看到一堆食物残渣，自然不利于对牙齿状况做出快速准确的判断。

（3）刷完牙再去看牙医，牙医可以了解到孩子平时牙齿清洁的状况，如牙齿刷得彻不彻底，哪些地方容易遗漏，哪些地方做得不错等。

2. 让孩子饿几个小时

一般来说，带孩子去看牙需要在就诊前的数小时内让孩子禁食，且尽量不要让孩子吃太多汤汤水水的食物。这是为了避免在看牙的过程中孩子因为紧张或是过度哭闹而呕吐。为此，爸爸妈妈可以为孩子准备一套干净的衣服，以防万一。

3. 携带牙膏、牙刷

去看牙医时，可以带上孩子日常使用的牙膏、牙刷等口腔清洁用品，以便让医生检查一下牙膏、牙刷等是否适合孩子使用。同时，家长也可以请牙医利用带来的口腔清洁用品指导家长和孩子如何正确地刷牙及如何使用这些清洁用品。

4. 注意用词得当

孩子天生会对爸爸妈妈的话比较敏感，尤其对于他们还不太了解的事物，可能爸爸妈妈不经意的一句话就会对孩子产生很大的影响，且影响不能轻易消除。所以，在带孩子看牙时，爸爸妈妈切忌用一些听起来过于生硬的语句，比如"一会儿要拔牙""等下医生会给你打麻醉针"等。事实上，很多儿童牙医都不会使用这样直白的语言，他们可能会把打麻药说成"给牙齿涂上一点儿睡觉觉的果汁"，或是把拔牙说成"让牙齿从秋千上慢慢荡下来"等。所以，即便是在与牙医沟通时，爸爸妈妈也不要直接问"打针吗""牙要拔下来吗""会不会流血""疼不疼"等让孩子感到恐惧的问题。

如何缓解孩子看牙紧张

看到口腔科那些叮当作响的坚硬器械，别说孩子了，就算爸爸妈妈也多多少少会有些恐惧吧！可是，孩子的牙齿又必须接受治疗，那么，我们该如何引导孩子，让孩子愿意去找牙医看牙齿呢？

爸爸妈妈们可以采用以下几种方法来缓解孩子看牙的紧张情绪。

1. 熟悉法

孩子患了牙病，疼痛难忍，又是第一次面对医院这个陌生的环境，难免紧张、恐惧。因此，第一次带孩子看诊，家长不妨早来半个小时，提前带孩子熟悉一下诊室周围的环境，适应一下牙科设备转动的声音。可以打个有趣的比方说"像一只小蜜蜂在嗡嗡嗡嗡地采花蜜"。还可以简单介绍一下牙医检查的器械，如"小镜子是一根仙女棒，可以看见牙齿里的小虫虫"等。当孩子觉得看牙就像参加一场童话表演时，自然也就不会那么紧张了。

2. 鼓励法

虽然孩子还小，但同样会有自尊心、好胜心。爸爸妈妈不妨在就诊前鼓励孩子，如："你真是个喜欢探索的孩子，你愿意来探索一下牙医究竟是怎么看牙的，那样爸爸妈妈会为你感到高兴。""宝宝好勇敢，我要把你今天看牙的表现告诉小美（孩子熟知的伙伴），让小美也向你学习。"如果诊室里还有其他小朋友在安静地治牙，也可以说："你看这个小朋友真厉害，牙医阿姨的要求他全部都能做得到，我相信你也一样厉害。"实践表明，表扬、鼓励对有些小朋友是有一定作用的。

3. 阳光介绍法

爸爸妈妈可以以一种积极阳光的方式告诉宝宝要去看牙这个事实，比如，可以跟宝宝说："宝宝，今天我们去找一个会教我们刷牙的阿姨，阿姨教的刷牙方法特别神奇，能让你的小牙齿变得亮晶晶的。她那里有好多好玩的东西，有能自动升降的椅子，有会喷水的水枪，还可以给小牙齿们洗澡。"

当然，爸爸妈妈在使用这种方法时要实事求是，不能胡编乱造，否则等到了诊室，孩子若发现完全不是爸爸妈妈说的那样，就会更紧张了。

4. 低调法

带孩子看牙的时候，家人一定要表现得冷静淡定，否则家长任何紧张不安、担心害怕都会给孩子负面的暗示。尤其是为了给孩子看牙，全家总动员最不可取。即便是小一点儿的孩子，去看牙时也只需要爸爸妈妈就足够了；如果爸爸妈妈其中一人有事，那么补充一位亲属即可。

当然，对于太小的宝宝，即便在诊室外玩得不亦乐乎，等进了诊室见了牙医也仍然有可能会害怕，甚至哭闹。但其实牙医检查牙齿，往往几秒钟就可以搞定，因此宝宝哭闹几声也不必担心。

总之，良好的开端是后续能够顺利进行治疗的基础，爸爸妈妈们一定要想尽办法让宝宝抱着好奇的心态走进去，怀着愉快的心情走出来。

看牙过程中的家长守则

　　历尽千辛万苦预约了牙科诊室的号，又胆战心惊地告诉孩子要来看牙，用尽浑身解数消除孩子对于看牙的焦虑和恐惧。现在，终于来到了牙医的面前——要真正开始看牙了。那么，在这个过程中，爸爸妈妈要怎么做呢？

　　在诊疗的过程中，爸爸妈妈的一言一行都有着至关重要的作用。下面我们就来看看爸爸妈妈要注意哪些守则吧！

　　1. 如实详尽地回答

　　看牙之初，牙医多半会询问许多问题，爸爸妈妈一定要尽可能详尽且准确地回答。这样，医生才能够全面了解孩子牙齿的状况并寻找牙齿坏掉的原因，从而做出更为准确的诊断。

　　另外，有些问题可能医生没有问，但爸爸妈妈觉得很重要，这时也要主动告知医生。不要不好意思，或者觉得医生没问就一定不重要。要知道，医生对我们家庭的具体情况并不了解，比如，宝宝虽然是男孩，但是很讨厌蜘蛛侠，宝宝虽然是女孩，却不喜欢巴啦啦小魔仙。

爸爸妈妈需要做的就是把医生问到的全部详尽回答，把自己想到的也尽可能多地告知医生。即便没有什么帮助，也不会有什么坏处。

一般来说，医生会对以下问题与家长进行沟通：

（1）孩子的饮食概况：母乳还是配方奶，是否使用奶瓶，喝奶的次数和时间，每顿饭的用餐时间，是否饮用含糖饮料，是否爱吃零食，等等。

（2）口腔清洁习惯：每天的刷牙次数，刷牙时间，孩子自己刷还是家长给刷，有无使用牙线，使用何种牙膏等。

（3）一般病史：如有无心脏疾病、药物过敏史，是否早产等。

（4）口腔病史：是否有过其他口腔治疗，第几次就诊，上次就诊情况等。

（5）日常照顾者：是父母还是老人，或是保姆。

（6）上学情况：是否上学，学校是否有点心，吃完是否刷牙等。

对于这些情况，爸爸妈妈要尽可能事先了解清楚，以便医生给出更加精准的诊疗方案和日常保健措施。

2. 根据孩子的情况确定是否陪诊

关于家长是否需要陪诊，主要是看孩子的年龄、配合度以及医生的专业判断。一般来讲，对于3岁以上的孩子，由于已经具备了沟通能力，如果爸爸妈妈在孩子就诊时能够退出诊室，让孩子与医生单独沟通，往往治疗效果会更好些。因为大多数孩子在没有爸爸妈妈的陪伴时，更能表现出独立和懂事的一面。而当爸爸妈妈在场时，则会更爱撒娇和依赖爸爸妈妈；而且爸爸妈妈在诊疗时如果有心疼等表现，孩子会更加抗拒治疗。

当然，对于个别3岁以上的孩子，也有极度不配合的情况。那么就要根据孩子的具体情况来定夺家长究竟要不要陪诊了。

而对于年龄太小的孩子，比如，3岁以下的宝宝，由于沟通能力以及自我控制能力都很弱，多半都需要爸爸妈妈陪同才能更好地满足他们的安全感并配合治疗。

3. 若陪诊，请安静

如果宝宝需要家长在诊室内陪诊，切记要保持安静，不要表现出担心、紧张、心疼这些情绪，因为这种状态极易影响孩子。当孩子感觉到诊疗竟然让爸爸妈妈都害怕时，就会变得更加恐惧，这会给治疗增加额外的难度。

有时候医生会问孩子一些问题，家长尽可能不要插嘴，而要保持安静，注意聆听，以免造成孩子不知道听谁的。而且有时医生与孩子之间通过简单沟通已建立起一定的感情，如果这时爸爸妈妈介入，反而会适得其反。

另外，家长要对医生保持绝对的信任。因为儿童牙医都经过专业的学习并有着丰富的与儿童打交道的经验。他们在面对孩子时，会有他们专业的做法，如果家长贸然介入，往往会南辕北辙。家长要记住，只要配合治疗，当需要家长出手帮忙时，医生自然会请家长帮忙的。

4. 不要走入两个极端

在临床上常见有两种家长：一种是大大咧咧无所谓的，另一种是事无巨细交代不完的。

第一种家长常只对孩子已经蛀掉的牙齿表示关心，强调"只要把蛀坏的牙齿补好就万事大吉了"。但实际上，这样常常会造成接下来的治疗困难重重，因为这次补了下次可能又蛀了，而上次有点儿苗头没做处理的牙齿可能在一段时间之后也坏掉了。

第二种家长则喜欢事无巨细地盘问个不停，甚至想要参与意见，比如：根管治疗时用多少剂量的麻药，会不会对孩子的大脑产生副作用，束缚带的力量用多少，牙齿填充物的种类和用量，等等。对于这样的家长，儿童牙医往往会因为家长无休止的纠缠而无法施展其专业。

5. 对医生的治疗行为给予理解

有些家长总是对孩子过度保护，刚进诊室就对医生交代，比如"我的孩子怕看牙医，要好好哄他，不能凶他，不能勉强，一定要好好讲道理……"如果牙医对每一个孩子都必须按照此标准的话，那么恐怕一整天也无法完成一个孩子的治疗。一次成功的儿童牙科治疗，往往需要家长信任并理解医生，同时最大限度地配合医生，这样，他们才能尽心尽力地为孩子治疗，同时也让孩子有一次成长和学习的机会。

一般来说，儿童牙医对于那些不配合治疗的孩子会先进行判断，比如，3岁以下的孩子由于理解和沟通能力有限，医生在尝试沟通后仍然无法配合治疗的，会采取包巾包住孩子或用束缚带固定孩子的方式，这样做的目的是出于对孩子安全的考虑，防止治疗时孩子挣扎或乱动造成危险。如果爸爸妈妈不忍心看孩子哭闹，也可以采取镇静麻醉或全身麻醉，医生会对孩子的身体进行全面评估，麻醉科医生完成麻醉后再把孩子交给牙医，这种方法安全又有效。牙医也会尽可能一次处理多颗牙齿，从而减少治疗次数。

对于已经具备很好的沟通能力却不配合的孩子，牙医也有他们常用的办法：

（1）突然提高音量，以便引起孩子的注意。

（2）请家长离开诊室，让孩子与医生单独相处。

（3）对于不愿合作、吵闹不休的孩子，以手覆口打断吵闹行为。

这些都是儿童牙医常用的行为处理方式，也是治疗的一部分，并不是真的生气。因此，家长对牙医的这些方式不要质疑或是责难。

总之，在看牙的过程中，家长需要做的就是信任并配合医生，只有这样才能让孩子的诊疗更加顺利。

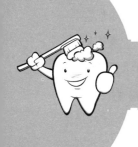

第十章
做好居家保健，巩固诊疗效果

诊疗后的注意事项

终于从诊疗室走了出来，该补的补了，该修的修了，爸爸妈妈可能会觉得终于可以松口气了。但事实真的如此吗？当然不是。因为如果缺少了诊疗后的居家保健，那些被修复的牙齿可能很快就又坏了，所以保护孩子口腔健康的任务仍在继续哦！

带孩子治疗完牙齿之后，爸爸妈妈仍不可掉以轻心，要注意以下事项：

1. 注意麻醉药的时效

牙医给孩子拔乳牙、补蛀牙或是进行根管治疗时，有时会需要对孩子进行局部麻醉。由于麻药的作用，治疗部位可能会有麻木肿胀的感觉。此时，孩子可能会因此而啃咬或是抓捏麻木部位。但是，治疗部位在麻药的作用下不会有痛感，孩子便很难掌握啃咬或是抓捏的力度，也往往会因此而咬伤自己却不自知。所以，家长一定要密切注意孩子的这些动作，谨防其在麻醉药的时效内咬伤或抓伤自己。

如果孩子不慎咬伤或抓伤自己，家长也不必担心，只要伤口处不被感染，一般1～2周即可痊愈。

另外，麻醉药的时效可持续2～3个小时，在这段时间内，家长不要让孩子食用需要啃咬的食物。如果孩子感到饿，可以食用一些流质食物，如稀粥或是牛奶、果汁等，待麻醉药药效消退后再进行正常饮食。

2. 拔牙后让孩子咬紧纱布

有些孩子乳牙损坏严重，因此需要拔除。拔除乳牙很简单，伤口通常很浅，创面也小，因此可以很快愈合。尽管如此，乳牙拔除后也还是会有微微出血的现象。通常牙医会将一小块纱布放进孩子乳牙被拔除的地方，让孩子紧咬十几分钟。这样做的目的是利用加压的方式进行止血。所以，家长一定要叮嘱孩子咬紧纱布。如果孩子有口水，吞下即可，暂时不要说话，也不要漱口或喝水。而对于不到三周岁的孩子，家长还要更加留意，以防孩子吞咽纱布。

3. 清洁习惯不能放松

虽然牙医已经将孩子有问题的牙齿处理得妥妥当当，爸爸妈妈仍然需要注意孩子的口腔清洁习惯、饮食习惯等。没有日常的呵护，就算有天大本领的牙医也无法保证孩子牙齿的健康。家长们切不可大意，以免已经治疗过的牙齿再次出现问题，或者以前没有问题的牙齿也接二连三地坏掉。

4. 定期回诊

有些爸爸妈妈对回诊这件事并不重视，总是觉得所有的问题牙齿已经处理过了，便再也不去关注了。但实际上，当孩子所有的问题牙齿都处理完毕后，牙医会告知家长大致什么时候带孩子回诊。定期回诊的好处主要有三点：

（1）可以让孩子确保口腔清洁，如果清洁得不到位，那么医生会及时发现并告知。

（2）如果日常对牙齿呵护不够，之前没有问题的牙齿也可能出现问题，甚至被处理过的牙齿也可能再次出现问题。而定期回诊则可以实现早发现、早治疗。

（3）定期回诊还可以让孩子知道，只要日常对牙齿保护得好，那么医生只要看一看就可以回家了，并不是一定要像以前一样辛苦地在椅子上张着嘴躺老半天。从而让孩子真正体会到每天照顾好牙齿的重要性和成就感，让孩子更愿意每天认真清洁口腔。

怎样为下一次看牙做铺垫

> 孩子看牙往往不是一次就可以将全部问题解决掉，而是常常需要来来回回跑好几趟。那么，爸爸妈妈如何评价这一次看牙，又如何为下一次顺利看牙做好铺垫呢？

孩子的潜力无穷大，只要家长沟通得当，即便是这一次看牙哭闹得厉害的小朋友，下一次也会变得十分配合。那么，爸爸妈妈应该怎么做呢？

1. 多鼓励，少责备

治疗结束后，不论孩子的表现好不好，爸爸妈妈都要多加鼓励。

如果孩子在治疗的过程中很配合，爸爸妈妈一定要给予充分的肯定，可以跟孩子说："你今天看牙时做得真棒，都没有哭闹，连医生阿姨也说你是她见过的小朋友里面最厉害的！妈妈真为你骄傲。"

如果孩子在治疗时表现得不够好，甚至哭闹得厉害，但最终还是完成了治疗，爸爸妈妈一样要鼓励孩子而不是责备孩子，你可以说："宝宝虽然这次哭了一下，但你还是勇敢地让医生阿姨把嘴里的小蛀虫全部都抓到了！现在小牙齿又干净又美丽，下一次妈妈相信你一定能做得更棒。"

另外，如果爸爸妈妈能够请孩子的老师配合，让老师对孩子在看牙中的表现提出表扬，那么将会收到更加显著的效果。毕竟，每一个孩子都很在意老师的表扬。

相反，有些家长不但没有对孩子提出表扬和赞美，反而对孩子的哭闹做出大肆批评和责备，让孩子原本就很恐惧的心更增加了不满和愤怒。这对孩子来说无异于雪上加霜，可想而知下一次再来看牙时孩子会做何表现了。

2. 实事求是，不做暂时妥协

很多孩子在治疗时都是从开始哭闹到结束，当终于走出诊疗室时，孩子说得最多的可能就是"再也不要看牙了"。面对孩子的这种哭诉，有些爸爸妈妈一是因为心疼孩子，二是想要快速止住孩子的哭闹，从而说出"好好好，以后不来了"的话来。

这样说的结果可能让孩子暂时停止了哭闹，但是当下一次看牙真的来临时，孩子会更加没有心理准备，从而会变得更加抗拒。到那时，爸爸妈妈会更加束手无策。而且，家长"说话不算数"的印象也会印在孩子的脑海里，可以说是得不偿失。

所以，即便孩子哭闹说"再也不来了"，爸爸妈妈也要用温柔但坚定的语气告诉孩子"现在宝宝的牙齿上面被小虫子咬出了一个小洞洞，所以我们必须请医生阿姨帮我们捉住那些小虫子，否则牙齿就变得不美丽了，宝宝也不能吃脆脆的开心果了"。也许这样的说法无法让孩子暂时安静下来，但他对下一次还要来已经有了心理准备，等真到了再次看牙的那一天，孩子也就会试着接受这一事实。

3. 鼓励要适当，最忌贿赂

有些爸爸妈妈喜欢对孩子进行物质奖励，比如，到医院门口给正在哭闹的孩子买玩具、买糖果等，这种方法也许一时奏效，但并不可取。因为这样做会让孩子觉得看牙是一件让自己做出了非常大的牺牲的事情，因此爸爸妈妈才会特意买东西来补偿。不仅如此，孩子也可能会误解为"只要我足够哭闹就可以得到一些东西"，那么下次看牙他也许会哭闹得更加"卖力"。

对于给孩子的奖励，其实只要设计一些简单的贴纸就很好，让孩子知道自己的表现得到了爸爸妈妈的认可，那么奖励的目的就达到了。如果孩子当时表现得并不配合，那么爸爸妈妈可以将孩子的奖励进行细化，比如，孩子勇敢地和爸爸妈妈坐上了去医院的车，非常配合地坐上了治疗椅，张嘴够大，有一两分钟没有哭闹，等等。只要想表扬，无论如何都是能够找到可以表扬的地方的。

总之，要想让孩子下一次能够愿意按时看牙，爸爸妈妈是要下一点儿功夫的。

聊一聊漱口水

无论我们如何仔细认真地刷牙，由于口腔和牙齿结构的原因，总会有死角无法彻底清洁干净。而漱口水的出现则很好地起到了查漏补缺的作用，其原因就在于它的液体性质使得它可以到达任何牙齿的表面和缝隙，且其所含成分还有清洁杀菌的作用。

漱口水因其简便的使用方法和不错的清洁效果而受到越来越多的人的青睐。下面我们就来简单了解一下漱口水吧！

漱口水的作用

漱口水的主要成分可以归结为五大类，即抗菌物质、承载溶剂、增味剂、稳定剂和防腐剂。可见，漱口水的主要作用其实就是抗菌，并减少牙菌斑的堆积，从而防止牙龈炎。此外，在食用了某些气味较重的菜肴时，漱口水还可以起到清新口气的作用。相当一部分的漱口水中都含有酒精成分，酒精不仅可以作为有效成分的溶剂，还具有一定的稳定和防腐作用。另外，它还可以使漱口水的口感提升，让使用者有种独特的清洁感。

长期使用漱口水安全吗

由于很多漱口水中都含有酒精成分，而烟酒的过量摄入与口腔癌的发生有着紧密的联系，因此很多人担心漱口水的安全性。但是大量科学研究显示，使用漱口水（且无论是否含有酒精）与罹患口腔癌之间并没有什么关联性。而被美国牙科协会认可的漱口水抗菌成分，更是经过了有效的临床试验的安全检测。因此，对于有必要使用漱口水的人来说，大可放心使用。

漱口水的使用时间和禁忌

前面我们说过，漱口水有查漏补缺的作用，因此漱口水最好在饭后使用，以达到最佳的口腔清洁目的。如果是在刷牙或是使用牙线之后使用漱口水，那么将会更好地发挥查漏补缺的作用，使得牙齿清洁不留死角。

漱口水的使用禁忌实际上是为了防止误吞，因此儿童一定要在牙医的建议以及家长的监督下酌情使用。而学龄前的儿童由于容易误吞，所以禁止使用。

漱口水的选择

漱口水的种类可谓繁多，有的含有中草药成分，有的含有抗生素，有的含氟，还有的含有其他抗菌物质，等等。总的说来，这些具有保健性和治疗性的漱口水都具有一定的功效，但在具体选择的时候，最好还是听从牙医的建议，根据孩子口腔的具体情况来选择。

漱口不能代替刷牙

有些人认为既然漱口水具有抗菌作用，同时还能降低牙龈炎的发病率，而且还省时省力，那干脆放弃刷牙，只用漱口水漱口就行了，这种想法是错误的。使用漱口水漱口固然能除去口腔内的食物残渣和部分软垢，但远没有刷牙对牙齿清洁得彻底。

这是因为，刷牙的过程中起最重要作用的是牙刷的物理摩擦，而漱口水则无法进行这种摩擦，所以对牙菌斑的去除也显得无力。另外，我们的口腔会不停地分泌唾液，使得漱口水中抑制牙菌斑的成分不断被稀释，从而使得漱口水的作用大大降低。

所以，尽管漱口水在对口腔清洁上简便有效，但绝不能代替刷牙。

吃完东西后不能马上刷牙该怎么办

尽管爸爸妈妈都知道在吃完东西后将牙齿清洁干净，才能更好地保护牙齿，但事实上，很多时候我们并没有那么便利的条件能够做到吃完东西立马刷牙，要么没有刷牙的工具，要么没有刷牙的场所。这时该怎么办呢？

吃完东西尽快刷牙的目的是清除口腔内的食物残渣，从而减少牙菌斑的产生，减少龋齿和牙周疾病的发生。但我们也常常遇到吃完东西做不到马上刷牙的情况，这时爸爸妈妈们该怎么做呢？

1. 用清水漱漱口

如果宝宝太小，还不能自主吐口水、漱口，爸爸妈妈可以在孩子吃完东西后喂些白开水。白开水可以中和口腔中的酸性，也能带走口腔里的部分食物残渣，从而在一定程度上达到清洁口腔的作用。

如果孩子已经能够自己漱口，那么可以让孩子大力漱口，用水冲掉口腔以及牙齿上的食物残渣，从而达到简单的洁牙效果。

2. 牙线棒来帮忙

牙线和牙线棒除了清洁牙齿的效果不俗之外，由于其体积小、重量轻，携带起来也非常方便。

与牙线棒比起来，医生往往更推荐使用牙线。这是因为牙线如果使用得熟练，可以多角度清洁牙齿，从而更不容易有遗漏。但牙线的使用对于孩子来说往往并不是那么容易掌握；而儿童牙线棒由于经过设计已经将两端固定好，可以单手操作，拿取和使用都很方便，孩子使用起来也更容易上手。爸爸妈妈可以根据孩子的习惯和能力，挑选合适的牙线或是牙线棒随身携带，以便在孩子不能及时刷牙时可以利用牙线棒来达到清洁口腔的目的。

3. 口香糖，来两粒

与前两种方法比起来，嚼口香糖的方法显得更加简便和惬意，从而也更受欢迎。口香糖之所以也能够起到清洁口腔的作用，主要有以下几点原因：

第一，不断地咀嚼具有一定黏性的口香糖可以使其与牙齿表面不断摩擦，牙齿表面的食物残渣等即可被口香糖带走。

第二，咀嚼的过程使得口腔唾液分泌增多，能够中和口腔的酸性，降低蛀牙的发生率。

第三，口香糖里的木糖醇成分具有能不被蛀牙致病菌利用和分解的特点，从而可以降低蛀牙致病菌，促进牙釉质再矿化，最终达到预防蛀牙的目的。

不过，要想真正让口香糖达到它的防蛀牙的效果，爸爸妈妈在选择口香糖时一定要注意其成分，木糖醇含量高的口香糖才能发挥其预防蛀牙的效果。

注意饮食，才能保护好牙釉质

牙齿的损坏是从最外层的牙釉质开始的，因此要想让牙齿棒棒的，就必须要守护好牙釉质这第一关。更重要的是，牙釉质一旦损坏，将无法再生，所以家长们一定要注意让孩子"吃好"，不要伤害了牙釉质哦！

事实上，牙釉质的损坏，除了极少数是外伤所致外，绝大多数还是由于不会"吃"。如果日常总是喜欢吃那些对牙釉质有害的食物，就算牙釉质再坚硬，也禁不住日积月累的侵蚀。下面我们就来看一看如何吃才能保护好牙釉质吧！

1. 零食就选天然的

零食几乎是所有小朋友都无法拒绝的，但作为有义务替孩子呵护好受用一生的牙齿的爸爸妈妈，应该学会给孩子选择那些天然食物作为零食。比如以下两类食物就是非常不错的选择：

（1）坚果类。既可锻炼孩子的咀嚼能力，又可补充多种维生素和矿物质，同时还可健脑益智，如核桃仁、瓜子、大杏仁、松子、榛子等，但是坚果通常含有较高的热量，每次食用不要太多。另外，加工过的坚果多会加入糖或盐，如琥珀桃仁、盐焗腰果等，会增加孩子对盐、糖的摄入量，对牙齿和身体都无益处，所以不做推荐。

（2）蔬果类。有些蔬菜，如黄瓜、胡萝卜，本身具有纤维较多，咀嚼的同时就可以利用蔬菜纤维清洁牙齿上的牙菌斑；苹果、生梨等水果中的果胶有抑制细菌的作用；猕猴桃、草莓含有许多微量元素和大量的维生素C，也是很重要的抗龋营养素。

不过，虽然这些天然零食都对牙齿有好处，但吃完还是要刷刷牙，至少要漱漱口，否则这些好零食的残渣堆积在牙齿周围也可能会做坏事。

2. 酸、黏、甜，牙齿好怕怕

牙釉质虽然十分坚硬，但最怕酸的侵蚀，我们常见的牙釉质损坏也多是因为清洁不足，使得口腔细菌长时间残留在牙齿表面产生酸而慢慢侵蚀牙釉质，进而形成蛀牙的。而酸、黏、甜的食物正是牙釉质的强敌。

（1）酸的食物。酸的食物并非指的是口感酸的食物，比如汽水、柠檬汁、可乐等都是酸性食物，容易腐蚀牙齿表面，形成蛀牙。

（2）黏的食物。黏的食物容易附着在牙齿表面，同时黏的食物往往含有较多的糖分，更容易成为细菌的温床，比如软糖、果脯、水果干，以及薯片、饼干等淀粉类零食。

（3）甜的食物。比如硬糖果、棒棒糖等，这类食物需要长时间含在口腔中，这就如同将牙齿浸泡在糖水中一样，更容易形成蛀牙。

3. 过硬的食物要慎重

牙釉质的损坏一方面是由于食用容易腐蚀牙齿的食物，另一方面就是食用过硬的食物对牙釉质造成机械性损坏。比如，有的人喜欢啃骨头等过硬的食物，就容易对牙釉质造成损害。另外，家长一定要叮嘱孩子不要把牙齿当作工具，比如用牙齿咬核桃、嗑松子、榛子等，这些坚果的外皮都非常坚硬，很容易磨损牙釉质。

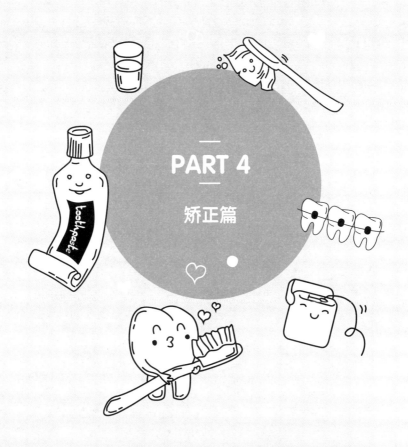

PART 4

矫正篇

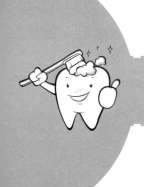

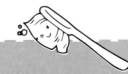

第十一章
掌握矫正知识，才能不慌不乱

关于牙齿矫正

相信爸爸妈妈们对于"牙齿矫正"也并不陌生吧，没错，从明星大佬到普通百姓，我们看到听到的关于牙齿矫正的事情数不胜数。牙齿矫正就如同魔术一般，可以将原本歪歪扭扭、拥挤不堪的牙齿变得整整齐齐，人也因此变得更加自信和美丽。下面，我们就聊一聊牙齿矫正的事情吧！

什么是牙齿矫正

关于牙齿矫正的概念，美国正畸学会给出的定义是：通过移动牙齿或经外力来控制、引导、矫正牙齿或颌骨的结构和形态异常。说得通俗一点儿，牙齿矫正就是通过特定装置对牙齿或颌骨施力，从而引导、矫正牙齿或颌骨位置，最终达到功能协调和整齐美观的目的。

通过牙齿矫正的定义，我们可以发现：所谓牙齿矫正，并非只是针对牙齿，同时还包括面部、颌骨的引导和矫形。另外，牙齿矫正的目的也不仅仅是让牙齿的外观得到改善，更多的其实在于改善由于牙齿排列不齐所导致的咬合功能的异常。简单来说，牙齿矫正的目的就是健康与美丽并存。

牙齿矫正的前世今生

牙齿的问题不是现在才有的，在古代同样有牙齿拥挤、排列不齐、牙齿前突的病人。古希腊的Hippocrates早在公元前三四世纪就有过关于牙颌颅面畸形的论述，而公元一世纪时罗马医生Celsus则曾教人用手指推牙矫正牙齿错位，这可以看作是最原始的矫治技术。

现代口腔正畸学的发展起始于20世纪末到21世纪初，正畸界的鼻祖 Edward H.Angle在1892年宣布牙齿矫正技术从其他牙科治疗中分离出来成为一门独立的学科，而他本人也成为世界上第一位正畸专业医师。不过，当时人们认为上帝给我们的每一颗牙齿都是有用的，所以口腔正畸的初始概念里倡导保全牙齿，而没有拔牙治疗的思想。但Angle的学生Tweed在治疗了大量患者后发现相当一部分患者在进行矫正后出现复发，随后提出拔牙矫治的理念，使得正畸学又迈入了一个新阶段。

与此同时，矫治器也在不断发展和进步。从最初可以自行摘去的活动矫治器发展到粘在牙齿外侧面的固定矫治器，再到粘在牙齿内侧面的矫治器。之后，又出现了兼顾美观与效用的透明的隐形矫治器等。

牙齿之所以可以矫正，完全是由于牙槽骨的特殊性。简单来说，牙槽骨就是包绕牙根的骨头，它的特殊性在于它是人体中最为"活跃"的组织，因为它终生都在变化着。当一定强度的外力对其长时间施压后，牙槽骨及其周围的组织就会发生改建——受压力的一侧发生骨质吸收，受牵张的一侧则会发生增生，从而使得牙齿移动到新的位置并稳固下来。

牙齿矫正后会造成牙齿松动吗

通过牙齿矫正的原理我们可以看到，牙槽骨在受到外力作用时，一侧发生骨质吸收的同时，另一侧也在发生着骨质增生，两者会达到一个动态平衡。所以，尽管牙齿矫正的过程中对牙槽骨施以了外力，但是担心因此造成牙齿松动却是多余的。相反，矫正后的牙齿由于排列整齐，容易清洁，罹患龋齿和牙周疾病的风险会大大降低，反而更利于牙齿的健康。

当然，正是由于这是牙槽骨重新改建的过程，因此牙齿矫正不是一朝一夕就可以完成的，它是一个长期的过程，通常可能需要2年左右的时间。

是早期矫正还是延迟矫正

爸爸妈妈们都担心孩子的牙齿长不好，影响美观和自信，都希望早日帮孩子进行牙齿矫正，那么"早"到什么时候呢？是不是所有的情况都适合早期矫正呢？什么时候可以早期矫正，什么时候需要延迟矫正呢？

多数情况下，牙齿矫正的最佳时间是在12～18岁（最迟不应该晚于25岁）。这是因为，在这一年龄段内，孩子的乳牙多数已经完成替换，恒牙也已经全部萌出，所以此时进行矫正相对来说简单且轻松。但有些特殊情况可能会需要进行早期矫正或是延迟矫正。

需要进行早期矫正的情况

从时间上来说，如果牙齿矫正需要在乳牙期或是换牙期进行，则属于早期矫正。早期矫正的目的是阻断或纠正口腔不良习惯，以便让孩子的颌骨能够正常发育，引导牙齿顺利替换，避免或减少恒牙期的矫正。以下几种情况需要进行早期矫正。

（1）不良口腔习惯。比如，长期咬嘴唇、吮吸嘴唇、抿嘴、吐舌头、顶舌等，都属于不良口腔习惯。这些不良习惯会使得唇舌肌肉力量异常加载在牙齿上，从而造成牙齿的外斜或内倾，不仅会导致牙齿排列异常，严重的还会引起颌面部的发育异常，甚至变形。当然，宝宝在婴幼儿的口欲期也会出现短时间的吮指、咬东西等习惯，但随着宝宝的长大，这些习惯会慢慢减少。如果宝宝到了3～4岁，这些习惯仍然十分顽固，或者宝宝已经出现了牙齿畸形，那么爸爸妈妈就应该尽早带宝宝去就医，在医生的诊疗下佩戴矫治器进行早期矫正，同时矫正不良习惯。

（2）反颌。即我们俗称的"地包天"，有牙性反颌和骨性反颌。牙性反颌患者的下颌形态、大小基本正常，上下颌骨关系无明显异常，颏部不前突，颜面部基本正常。下颌可自行后退至前牙对刃关系。X线头影测量骨骼无形态结构异常，只表现为单纯的前牙反颌。乳牙期如果发现孩子有反颌，需要进行早期矫正，这是为了避免上颌骨发育受限，同时也可以避免孩子心理发育受到影响。有些孩子在换牙早期检查反颌时，医生若发现孩子上颌发育不足、上排牙列拥挤等状况，也可能会建议家长先进行第一阶段的早期矫正治疗，目的是先将上颚撑宽，让牙齿排列整齐。骨性反颌则需要延迟矫正。

（3）乳牙缺失。前面我们讲过，孩子大约从6岁开始进入换牙期，一直到12岁左右才能完成全部的乳牙替换。在这期间，如果乳牙过早缺失，而恒牙还未到萌出的时间，那么乳牙缺失出现的空隙就可能会因为旁边牙齿的倾斜移位而变小甚至丧失。该位置的恒牙萌出时就会受限，或者异位萌出，从而导致牙齿排列不齐。所以，如果乳牙过早缺失，应尽早看牙医，采取适当的措施为尚未萌出的恒牙留出相应的位置。

需要延迟矫正的情况

爸爸妈妈们都知道，如果牙齿的确需要矫正，当然是越早越好，但有时候本该现在进行的牙齿矫正却不得不延迟进行，主要有以下几种原因：

（1）颌骨生长异常。最常见的是下巴过长或是歪斜，由于矫正可能需要合并正颌手术一并进行，而颌骨在孩子成年（男性约为20岁，女性约为18岁）之前发育尚不稳定，因此牙齿矫正就需要延迟进行，以免手术后面部颌骨仍异常生长。

（2）骨性反颌。骨性反颌患者除了有"地包天"的情况外，多伴有"月亮脸"、下颌角钝、下颌体长、下颌支短或上颌前部发育不足。颏部明显前突，下颌常不能自行后退。颜面多呈凹面形，有时还伴有开颌畸形。对于骨性反颌的孩子来说，医生通常会建议先进行观察，而不是立刻进行矫正。这是因为，颌面部骨骼的发育基本是随着青春期的到来一起发育的，对于孩子来说，下颌还有很大的发育趋势。为了避免牙齿已经快要矫正完毕，但是下巴又长出来的情况，通常暂时不动，等到孩子骨骼发育结束后，正畸正颌联合治疗，更为稳妥。

　　总之，无论是早期矫正还是延迟矫正，都要遵从医生的建议，根据实际情况决定。

认识矫治器

> 如今，"牙齿矫正"的概念已经越来越普遍。但是说起矫治器，可能很多爸爸妈妈都不是特别了解，尤其是面对那么多种类不同的矫治器，更是一头雾水。现在，我们就来了解一下吧。

矫治器，也就是我们俗称的"牙套"，总体可以分为固定式矫治器和活动式矫治器。

固定式矫治器

固定式矫治器是指粘接在牙齿表面，治疗过程中患者不可以自行取下的一类矫治器，也是目前应用最广、技术最成熟的一类矫治器。常见的固定式矫治器有以下两种：

（1）金属矫治器。金属矫治器是最为传统的矫治器，其矫正原理是将弓丝（即串联起各牙的金属钢丝）嵌入粘接在牙齿表面的托槽（即每个牙齿表面上的金属小块）的沟里，并用细小钢丝固定，这样一来，整排牙齿就如同栅栏一样被拴在了一起。但是金属矫治器的致命弊端是美观效果欠佳。因此，近些年逐渐被不用扎钢丝的自锁托槽代替，使得口腔卫生维护、舒适度都有了较大程度的提高。

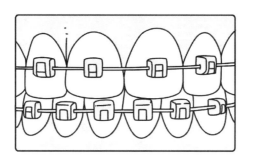

（2）陶瓷或单晶矫治器。这类矫治器的原理与金属矫治器相同，在舒适度上与金属矫治器也没有明显差异，但是由于其牙面的托槽是白色透明的，因此有一定的美观效果。

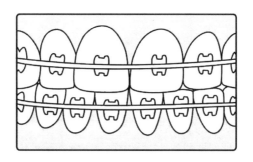

另外，依据粘接的位置不同，固定矫治器又可分为放在牙齿外面的唇侧矫治器和放在牙齿里面的舌侧矫治器。舌侧矫治器的优点是从外面完全看不到，十分隐蔽，但这类矫治器初戴的不适感可能较明显，对技术和口腔卫生的要求也比唇侧矫治器高。

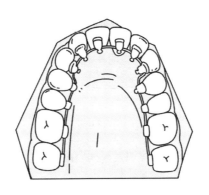

活动式矫治器

活动式矫治器是指患者可以自由摘戴的一类矫治器，常用作小范围的牙齿移动以及改善轻微的咬合不良，或作为矫正治疗完成后的保持器。常见的活动式矫治器有以下两种：

（1）隐形矫治器。这类矫治器是新兴的一类，看上去如同一层透明的薄膜，隐形效果好。这类矫治器可以由患者自行取下，每天佩戴时间大于20小时，因此对于患者的配合度的要求也较高。隐形矫治器还有一个优点，即舒适度较高，几乎没有明显痛感。但这类矫治器的使用对医生的专业水平要求较高，而且对过于复杂的病例也不能完全适用。

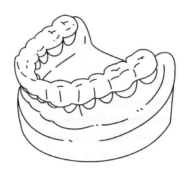

（2）肌功能矫治器。儿童生长发育期间，口呼吸、吐舌、异常吞咽、吮手指等不良口腔习惯是牙列、颌面发育异常的罪魁祸首。肌功能矫治器通过控制口周肌群，训练舌头停置在正确位置，帮助孩子建立正确的吞咽方式和用鼻呼吸。同时，矫治器也对牙列施加轻度的力量，以帮助牙齿的排列和牙弓的扩张，从而在一定程度上减少了颌骨发育畸形的可能。肌功能矫治器也是可以自行摘戴的，因此对孩子的配合度有不低的要求。

矫治器的种类虽然繁多，但实际上每种矫治器都有一定的适应性，不同的孩子适用的矫治器也不同，即使对于同一个孩子，在牙齿矫正的不同阶段，佩戴的矫治器也可能会有所不同。因此，专业的牙医会根据孩子牙齿的情况、心理特点等来帮助家长为孩了选择最适宜的矫治器。

进行牙齿矫正是否必须拔牙

不少家长都看过牙医，也知道通常情况下，牙医都会选择保留牙齿，而不会轻易选择拔牙。但是，当孩子去做牙齿矫正的时候，却被牙医告知要拔除牙齿。这可怎么办呢？拔与不拔之间，爸爸妈妈们该如何取舍？

牙齿矫正为什么需要拔牙

我们知道，牙齿矫正的目的就是排齐牙齿、改善面形、提高咀嚼能力。可是，为什么有些人进行牙齿矫正就需要拔除某些牙齿呢？这是因为，随着人类的不断进化，饮食习惯也发生着巨大的改变，使得颌骨的发育逐渐呈退化趋势。这种退化的结果就是——颌骨发育不足，但与此同时牙齿的数量并没有减少，从而导致颌骨没有足够的空间来安放这么多的牙齿，于是牙齿不得不相互"推挤"

而出现牙齿排列不齐或是前突的现象。

因此，医生在进行牙齿矫正时，为了让具有更大效能的牙齿最大限度地排列整齐，不得不通过减少牙齿数量的方法来为其争取足够的空间，从而达到面部协调以及将牙齿排列整齐的目的。

经过拔牙矫正的牙齿会松动吗

大多数家长对拔牙矫正会有一种抵触心理，总是不自觉地认为拔牙矫正其实是破坏了原有的自然状态，担心日后牙齿会松动，到孩子老年的时候会比别人更早掉牙。但事实上，这些担心是没有必要的。

首先，当医生提出需要拔牙矫正时，这意味着如果不拔牙，就无法获得良好的矫正效果。如果家长因为担心牙齿松动而不做处置，往往会错过最佳的矫正年龄。而且，一个完整的矫正方案是经过专业的X线片测量和面形、模型分析后获得的，医生对于是否拔牙也同样抱以谨慎的态度。口腔里的每一颗牙齿的功能都各有不同，医生会选择既能帮助矫正，相对来说功能又小的牙齿来拔除。

其次，正规的矫正治疗是通过使用适当的矫正力使牙齿发生缓慢移动，同时牙槽骨会出现相应的吸收和新骨增生，从而使得牙齿被重新固定在新的位置上，在整个过程中是不会对牙齿以及牙槽骨造成任何危害的。

拔牙矫正的原则

当医生制定拔牙矫正的方案时，通常会遵循两个大的原则，即"尽量拔"与"尽量不拔"。

"尽量拔",是指在拔牙的选择上,医生会遵循尽量拔坏牙(比如龋齿、松动的牙、形态不好的牙)以及尽量拔功能小的牙的原则。

"尽量不拔",是指对于有些牙齿,医生会选择尽量不拔。包括:尽量不拔门牙,因为门牙对美观的影响最大;尽量不拔尖牙,因为尖牙兼具撕裂食物与支撑口角的功能,其他牙齿无法取代,且对咀嚼和口角的丰满度有较大影响;尽量不拔六龄齿,因为六龄齿的咀嚼功能最强,除非六龄齿发生大面积损坏,否则不会选择拔除六龄齿。

矫正未必都要拔牙

其实,矫正时拔牙主要是为了争取口腔内的空间。在临床中,除了拔牙,还有其他方法同样也可以创造牙列空间。比如:如果是由于上颚骨狭窄造成的空间不足,可以采用将上颚撑宽的方法来获得牙列空间;或者借由修磨牙齿的方法使每颗牙齿的宽度缩小,也可以为牙列提供少许空间;除此之外,将臼齿后移(有时会运用骨钉、头套等方式)以达到目的。不过,这三种方法虽然可以争取一定的口腔内空间,但极其有限。如果牙齿矫正需要创造较大的牙列空间,通常仍然需要通过拔除牙齿来实现。

总而言之,在进行牙齿矫正时究竟是否拔牙,需要医生对孩子的牙齿以及颌面部情况做出整体判断。如果需要进行拔牙矫正,爸爸妈妈们也不必担心,因为医生会综合孩子的具体情况给出最佳的矫正治疗方案。

用口呼吸与牙齿矫正

很多人可能都没有想到，在需要进行牙齿矫正的患者当中，有相当一部分人是由于不良的口腔习惯——用口呼吸造成的。所以，爸爸妈妈们如果发现孩子喜欢用口呼吸，可要及时纠正哦！

喜欢用口呼吸的孩子常会给牙齿带来上颚门牙外龅、下颚后缩、前牙开颌等需要进行牙齿矫正的问题。那么，这究竟是怎么回事呢？

1. 用口呼吸会导致龅牙

对于习惯用口呼吸的孩子来说，当他进食时，必须要张嘴以保证呼吸顺畅，因此嘴唇无法紧闭。但进食的过程中为了保证降低口腔中的压力（过高就喷出来），舌头会自觉代替嘴唇来阻挡上下排牙齿间的缝隙，牙齿也就会因此受到来自舌头的向前的压力。

我们知道，牙齿是人体最坚固的组织，在牙齿的垂直方向耐压力可达到50~100kg。但是在水平方向，牙齿的耐压能力却很弱。临床上，一般的牙列矫正使用的牙套施加在门牙上的压力在20~70kg。这个力量已经足以改变牙齿的排列。而舌头向前顶的压力可高达40~60kg，长此以往，自然会对牙齿的排列造成影响，形成龅牙等问题。

2. 用口呼吸可导致脸部变形

长期用口呼吸还会间接导致口及脸部软组织异常，进而导致下颚后缩、前牙开颌等问题，脸型也自然会随之变形拉长。

我们可以仔细体会一下，当我们用鼻呼吸而嘴唇闭合时，舌头的本来位置应该是轻轻抵住上颚的位置。但当我们张开嘴用口呼吸时，舌头的位置就下降到了下排牙齿的高度，舌头失去了向上顶的力量，导致上颚骨没有适当地横向扩张，从而又使得鼻道狭窄。鼻道狭窄又加剧了孩子用口呼吸的习惯，进一步助长了吞咽时舌头向前的推力，从而形成恶性循环。

3. 用口呼吸易形成龋齿

当孩子用口呼吸的时候，很容易造成口干舌燥，并使得唾液分泌减少。众所周知，我们的口腔分泌的唾液是牙齿的外环境，具有缓冲、洗涤以及抑菌等作用。量多而稀的唾液可以洗涤牙齿表面，减少细菌和食物残渣堆积，从而减少龋齿的发病率。但是当口腔内的唾液减少时，上述一系列作用都将大大减弱，从而助长菌斑形成并黏附在牙齿表面上，那么龋齿的发生率就会增加。

　　可见，用口呼吸不只是一种不良的呼吸习惯，对口腔还会产生很多不好的影响，爸爸妈妈们千万不要视而不见哦。另外，需要提醒爸爸妈妈们的是，有些孩子用口呼吸并非仅仅源于习惯，还可能是由于鼻子过敏导致严重鼻塞引起的。当爸爸妈妈们发现孩子用口呼吸，经多次提醒后孩子依然无法改正时，就要考虑是不是由于过敏造成的。这时可带孩子到耳鼻喉科请医生协助改善用口呼吸的状况。

牙列不齐、咬合不正有哪些类型

如果牙齿排列不齐，会影响孩子的口腔健康、身体健康及发言说话等，所以，及时给孩子做牙齿矫正是每个家长必须做到的。不过，家长们如何判断孩子是否需要做牙齿矫正呢？

如果爸爸妈妈发现孩子的牙齿排列不齐、咬合不正，就要带孩子去就医。常见的牙齿排列不齐、咬合不正有以下几种类型：

1. 戽斗

戽斗的特征是下排牙齿往前暴出，其上颚骨的宽度以及前后长度发育均不理想，鼻子功能也欠佳。

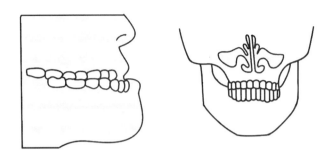

2．深咬

深咬的特征是上排牙齿几乎将下排牙齿盖住，其上下颚骨距离过近，容易发生下颚发育不足。

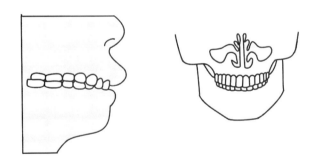

3．开咬

开咬的特征是上排门牙与下排门牙无法咬合到一起，与深咬相反，其上下颚骨的距离过远。

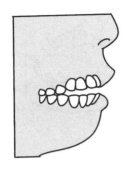
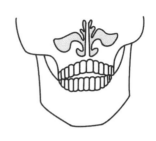

4. 牙齿拥挤

牙齿拥挤的特征是牙齿在口腔内没有足够的空间进行整齐的排列，其上下颚骨宽度发育不足，除此之外，还常伴有鼻子过敏的症状。

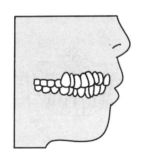
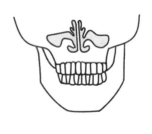

5. 牙缝太大

顾名思义，牙缝太大的特征就是牙齿与牙齿之间距离过远，缝隙太大，常常是由于咬合力量过大造成的结果。这类问题的患者上下颚骨距离过近，下巴角度太平，还常伴有夜间磨牙的症状。

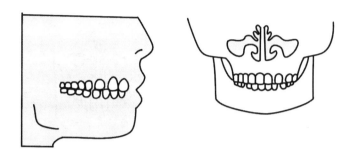

6. 龅牙

龅牙，也作暴牙，其特征是上排牙齿往前突出。这种患者上颚往前过度生长，下颚骨的发育不甚理想，而且鼻子功能不佳，容易打鼾。

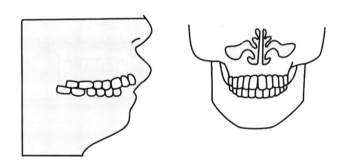

矫正前的准备工作

牙齿矫正不是简单的事情，也不是三五天就能解决的事。在时间和金钱上对于爸爸妈妈来说都是一种考验，同时也是对孩子的时间和毅力的挑战。因此，在开始矫正前，该做的功课一项都不能少。

确定了矫正意向，并且与孩子做好沟通后，爸爸妈妈就要开始着手一系列的相关事宜了。主要包括以下几项：

1. 寻找适合的矫治医生

选择一名适合的牙医来为孩子进行牙齿矫正，不仅能够使牙齿矫正获得良好的效果，还能够鼓励孩子好好清洁口腔，养成良好的口腔清洁习惯。那么，如何才能确定你遇见的这位医生到底适不适合呢？

首先，当你在进行矫正咨询的时候，可以感受下医生是否亲切、细心，这对于需要与之长期合作的孩子来说至关重要，如果孩子能够与医生相处愉快，那么矫正也会变得轻松很多。

其次，医生要能够听进去你的想法，尽管作为非专业人士，爸爸妈妈们的想法可能从医生的角度来说根本无法实现，但一个愿意了解家长意愿的医生在考虑问题的时候也常常能够更全面，更能尊重家长的意见。

最后，当说到具体矫正问题的时候，医生应该能够给出一个具体的建议和治疗计划，而不是笼统地说说而已。

总之，在这一点上，爸爸妈妈要仔细体会，帮孩子选定一位最适合的医生。

2. 选择交通更便利的矫正机构

如果有两位及以上的医生都很不错，那么一定要选择一家交通便利的矫正机构。毕竟，牙齿矫正是一个漫长的过程，大多数矫正都需要大约2年的时间才能完成。即便已经戴上了矫治器，依然需要每个月定期回诊调整。不仅如此，偶尔也会有突发状况出现，比如矫治器脱落、矫正线突出刺到黏膜等，这些都需要临时回诊找医生处理。因此，便利的交通常可以为家长和孩子节省大量的时间和精力。否则，一路颠簸找到医生时孩子已经筋疲力尽，很可能会影响孩子与医生的配合度，让矫正效果大打折扣。

3. 时间是个大问题

因为矫正是一个长期的过程，且需要不断回诊调整矫治器才能维持矫正进度。因此，在决定矫正之前，一定要确定在矫正期间没有其他特殊计划，比如去外地上学等，然后再开始进行牙齿矫正。当然，如果孩子的牙齿亟须矫正，但又确实有某些特殊情况，也可以与矫治医生讨论是否有替代方案可以选择。

4. 钱也在考虑之列

很多爸爸妈妈都会觉得钱花在孩子身上，多少都不心疼。但是，如果两家机构其他条件一样，一个省钱一个费钱，那我们为什么要多花钱呢？而且，很多家长挣钱也并不容易，所以爸爸妈妈还要根据自己的经济水平选择一家合适的牙齿矫正机构。

总之，在正式开始牙齿矫正之前把方方面面都考虑周到，才能保证在牙齿矫正的过程中少出问题，才能让孩子在快快乐乐、相对舒适的情况下把牙齿矫正好。

矫正计划的关键点

爸爸妈妈们都知道，孩子的牙齿矫正其实是个大工程，因此一定要有一个周详的矫正计划。如何才能与医生一同制订出一个适合的矫正计划，爸爸妈妈还需要有一些关键的认知。

矫正机构选定了，适合的医生也选定了，接下来就该制订矫正计划了。

矫正主诉很重要

所谓"矫正主诉"，就是由患者来陈述自己的矫正目的，为什么要矫正，想要改善哪里，如牙齿排列不齐、龅牙、嘴唇闭不上、咬合不正，或是想要改变脸型等。只有把自己的想法让医生全面了解后，医生才能根据患者的实际情况和要求做出合理的矫正计划。因此，在这一环节，家长不要怕麻烦或是不好意思说，一定要事无巨细地将自己所有要为孩子达到某种目的的想法全部告知医生。如果担心会有遗漏或是临时记不起来，可以事先将这些想法和疑问写下来。

之后，医生可能会给出两至三个治疗计划，每种计划都会有其优点和不足。这时家长需要与医生进一步讨论，最后做出最适合自己孩子的选择。

另外，如上一节所说，如果在矫正期间有特殊要求，比如转学等，一定要事先让医生了解，以便对计划进行调整。

全口矫正 or 局部矫正

顾名思义，全口矫正就是指将上下牙齿全部装上矫治器，排列整齐，以达到全口稳定咬合的目的；而局部矫正则是指在部分牙齿上装上矫治器，仅对某几颗牙齿的角度、位置进行调整。因此，局部矫正相对于全口矫正来说，治疗时间短，费用也较低。

很多人会觉得，如果仅仅是上排门牙排列不齐，应该只对上排牙齿进行矫正就可以了。但事实上，牙齿上下的咬合关系就像是两个齿轮，如果仅仅对某部分齿轮做出调整，往往会造成二度不匹配，也就是说未经过调整的齿轮与调整过的齿轮仍旧无法匹配。所以，大多数人还是需要进行全口矫正。

具体到每一个人，究竟是选择全口矫正还是局部矫正，并不是由自己决定的，而是需要由医生进行详细的评估之后才能做出决定。因此，在制订矫正计划时，家长不要一味地认为局部矫正就比全口矫正好。

不是所有齿颌问题都能解决

在制订矫正计划时，爸爸妈妈可能会认为孩子所有的齿颌问题都可以通过矫正得到很好的解决，从而希望医生将所有问题都通通打包交给矫治器。但这样的观念并不利于矫正计划的制订。

这是因为牙列矫正其实是有极限的，矫治医生的极限是将牙齿在现有的上下颌牙槽骨内进行位置上的轻微调整，而不是像移栽树木一样将牙齿从一个地方搬到另一个地方，这是违反生理条件的。

牙齿矫正的确可以解决大多数的咬合不正与牙列不齐的问题，但是少数严重的上下颌骨发育异常，比如严重骨性龅斗、颜面发育不对称、上下颌骨发育异常、骨性龅牙以及严重笑龈等，经医生评估仅靠单纯的牙齿矫正无法达到预期效果的，仍需要合并正颌手术。

总之，牙齿矫正是一项大工程，只要开始，就很难回头。所以，在制订矫正计划时，家长们一定要考虑周全。

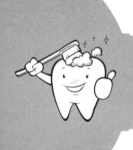

第十二章
孩子的配合度，决定矫正
进度和效果

为什么你的孩子矫正效果不佳

有不少家长都有这样的困惑：为什么花了大把的时间和金钱，孩子牙齿的矫正效果却不尽如人意呢？其实，牙齿矫正并非戴上牙套就万事大吉了，具体的矫正效果还受很多因素的影响。

牙齿矫正除了最初的咨询检查、制订计划，以及中间的矫正过程外，后续的坚持和保养也是非常重要的！如果做得不好，常常会影响矫正效果和进度。那么，矫正过程中要让孩子注意哪些事项呢？

1. 不良口腔习惯要不得

有些孩子的不良口腔习惯在矫正的过程中依然存在，比如咬嘴唇、舌头前顶、咬铅笔等，这些习惯性动作如果不能及时纠正，常会引起牙齿咬合上的问题，对矫正造成妨碍。另外，在刚刚佩戴矫治器的时候，孩子也可能会因为不太适应而不自觉地用舌头舔舐矫治器，或者用手去摸矫治器。这些小动作有可能会导致矫治器松动或是脱落。此时，应及时回诊，请矫治医生对矫治器进行调整或重新佩戴。

2. 甜、黏、硬的食物不要吃

矫正过程中一定要尽量避免甜、黏、硬的食物。这是因为甜、黏的食物让佩戴了矫治器的牙齿更加不易清洁而容易导致蛀牙。一旦形成蛀牙，常常不得不中断牙齿矫正。而硬的食物，如甘蔗、骨头、坚果以及冰块等，由于对牙齿的冲击力量较大，可能会造成矫治器松动或是脱落，这样就得重新调整矫治器。除此之外，对于水果一类，也最好切成小块食用，避免用牙齿直接啃咬。

3. 口腔清洁不可忽视

牙齿矫正期间，由于矫治器的佩戴而使得口腔的清洁工作变得困难起来。因此，对于一些自我监督能力稍微差些的孩子，爸爸妈妈一定要多多监督和鼓励孩子，以免口腔不洁造成牙龈炎。一旦孩子发生牙龈炎，牙龈就可能会肿胀起来，严重的甚至可能会盖过矫治器，从而给牙齿矫治带来麻烦。此外，清洁不彻底也容易造成蛀牙，一旦出现蛀牙，将会影响牙齿矫正的进度。

为此，家长可以给孩子选用毛软头小的优质牙刷，每次用餐完毕尽量做到刷牙，如果不能做到，至少要保证早晚两次刷牙，特别是睡前的一次刷牙，每喝过较甜较酸的饮料后必须漱口。总之，切记矫正器及牙面上不能有食物残留。

4. 按医嘱回诊

牙齿佩戴上矫治器后，医生会告诉家长定期带孩子回诊。定期回诊的目的是矫治医生可以根据牙齿矫正的最新状况对矫治器做出相应的调整，而且医生可以及时掌握患者的口腔健康状况，以便做出及时的诊治，以免耽误矫正的进度和效果。

如果擅自失约，往往会导致矫正进度受阻，甚至可能致使矫正过度，因此绝对不能忽视定期回诊。

5. 医生的叮嘱要坚决执行

佩戴完矫治器后，医生会给出多项在家时的注意事项和需要做的事情，比如如何清洁口腔，有的还需要拉橡皮筋等，家长一定要监督孩子做好。

总之，要想保证孩子牙齿矫正的效果和进度，家长们需要谨记的是，牙齿矫正期间要认真执行医生叮嘱的所有事项。另外，一旦发生状况，无论大小，都要及时联系矫治医生，以便使矫正尽快回到正轨上来。

矫正期间的饮食规范

为了让孩子拥有一口整齐、美观的牙齿，为了让孩子重现自信，很多家长都选择让孩子进行牙齿矫正。但是，在牙齿矫正期间如果不能恰当饮食，就可能会严重影响牙齿矫正的效果。那么，牙齿矫正期间的饮食都有哪些规范呢？

由于原本的口腔之内置入了牙齿矫治器，使得牙齿受到了矫正力量，处于从没有受力到突然受力的状态，大部分的人都会有疼痛感，有的人连张嘴都不愿意，何况是吃东西呢？但是，孩子正处在长身体的阶段，营养万万不能少。如何才能既让牙齿舒适又能保证营养呢？

1. 矫正初期，软些为好

刚刚佩戴上矫治器的第一周，以及每次回诊重新调整矫治器后的前几天，孩子都会感觉很不舒服，无论说话还是咀嚼，都会有明显的异物感。不仅如此，牙齿还会变得酸软，有的甚至无法正常咀嚼。这一段时间，应该以软质或流质食物为最佳选择，如软面包、稀饭、软面条等不需要牙齿用力咀嚼的食物。对于正处于发育阶段的孩子来说，这样的饮食从营养上来说是远远不够的，为此，爸爸妈妈还要让孩子适量补充牛奶，同时可以为孩子准备一些果蔬汁（最好自制而不是购买市面上的果蔬饮料）。

还有一些人在佩戴矫治器的初期，牙齿会变得格外敏感，冷、热、酸等食物都可能会引起不适感，在饮食上要尽量避免这类让牙齿不舒服的食物。有时即便什么东西都不吃，牙齿也会觉得疼痛难忍，可以请医生帮忙解决。

当然，有少数牙齿矫正者在佩戴牙齿矫治器的初期完全没有不舒服的感觉，那么饮食就可以如常。

2．有些食物要远离

上一节我们也提到了一些，比如甜、黏、硬的食物，都要尽量避免。另外，一些酸性食物、碳酸饮料等也很容易酸蚀牙齿，造成蛀牙，爸爸妈妈也要监督孩子远离它们。

3．营养要均衡，不矫枉过正，不因噎废食

孩子戴上矫治器后，虽然饮食有些忌讳，但也不能因噎废食，什么都不敢吃，否则会导致孩子营养不良。另外，也有些家长觉得孩子戴上矫治器后很多东西不能吃，就担心孩子营养不良，于是大肆补充，成为矫枉过正的典型。这两种情况都是不可取的。

　　事实上，虽然孩子无法完全像平常一样吃东西，但是爸爸妈妈完全可以把一些营养物质做成孩子可以食用的种类，比如，将水果切成小块、蔬菜切碎、肉类做成丸子，以及将坚果磨碎做成粥糊等。而且，像豆腐、豆浆、牛奶、蒸蛋等都是富含高营养的食物，孩子只要能够均衡摄入各种食物，通常情况下是不会营养不良的。

盘点牙齿矫正期的洁牙工具

牙齿矫正期间，由于口腔内多了一个矫治器，因此清洁起来变得困难。不仅如此，在洁牙工具上也不能仅仅使用常规的牙刷了。下面我们就来盘点一下适合牙齿矫正期间使用的洁牙工具吧！

适合牙齿矫正期间使用的洁牙工具有如下几种：

1. 正畸牙刷

由于矫治器的边缘往往比较锐利，因此对刷毛的损伤会比较大，且刷毛必须穿入矫正线下才能够清除食物碎屑，所以牙齿矫正期间使用的牙刷，需注重刷毛的韧性、耐用与弹性。通常，医生会推荐大家使用专门的正畸牙刷。正畸牙刷的中间刷毛相比两侧较短，从而形成一个凹槽，正好刷在矫治器的位置。

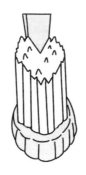

2. 牙间刷

牙间刷与前面提到的正畸牙刷比起来，体积小，因此清洁起来更加方便。目前的牙间刷有以下两种：

（1）I型牙间刷。I型牙间刷体积很小，可以清洁牙齿之间的缝隙，还可以穿过矫正线清洁矫治器的周围。

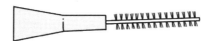

（2）L型牙间刷。与I型牙间刷比起来，L型牙间刷不仅体积小，在设计上还多了一个转弯，从而使得这种牙间刷在各个角度下都可以灵活操作，尤其是后牙区也可以刷到。

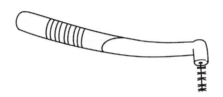

　　无论是I型牙间刷还是L型牙间刷，都非常便于携带，因此外出就餐时也可以带上，以便随时进行必要的清洁。

　　3. 单束刷

　　单束刷就是只有一束刷毛的牙刷，其特点是体积小，可以刷牙齿表面、牙齿中间的凹隙，以及普通牙刷不容易刷到的死角，比如最后一颗臼齿的远心面。

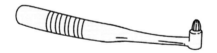

　　4. 牙线架

　　牙线，作为口腔清洁强有力的工具，其地位可谓不可动摇。但是，当口腔佩戴上牙齿矫治器后，牙线将无法穿过矫治器的钢丝，也便无法清洁牙缝间的食物残渣以及牙面上的牙菌斑了。为此，可以准备牙线架。牙线架可以帮助牙线穿过牙缝，以清洁牙缝中的食物残渣以及牙菌斑等。

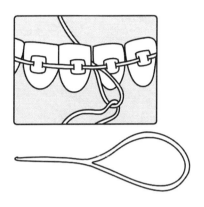

　　究竟要选择哪一种或几种洁牙工具，可以根据孩子的具体情况来选择或是征求医生的意见。

关于保持器的五个疑问

经过了一两年的坚持，终于可以摘掉矫治器了，牙齿也变得整齐漂亮了。但是这其实只是万里长征走了一半，接下来还要佩戴相当长时间的保持器。现在，我们就来了解一下牙齿保持器吧！

为什么要佩戴保持器

顾名思义，保持器就是让牙齿保持在最佳位置的牙齿矫正工具。在刚刚拆除牙齿矫治器时，牙周韧带尚不够稳定，牙齿还可能会发生位置移动，很容易导致本已矫正好的牙齿出现反弹的情况。为此，在摘掉牙齿矫治器后，还要继续佩戴保持器。

怎样选择保持器

保持器可分为活动式保持器和固定式保持器两种，各有优缺

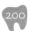

点。下面就分别介绍下相关内容。

（1）活动式保持器。活动式保持器可以自行摘戴。其优点是可根据实际情况灵活选择是否佩戴，且容易清洁。但是，活动式保持器需要佩戴者具有良好的自我管控能力，否则就不能保证足够的佩戴时间，常常会发生牙齿移动，从而不得不进行二次矫正。除此之外，由于活动式保持器可以自行摘戴，因而将其遗失在餐厅或洗手台上的事情也时有发生。

（2）固定式保持器。固定式保持器由医生将其直接粘在牙齿上，无法自行摘戴。其优点是不会因为忘记佩戴或是偷懒而发生牙齿移动的状况，免去二次矫正之苦；而且固定式保持器多数会装在舌侧，从外观上看不出来，比较美观。但固定式保持器也有缺点，比如不易清洁，容易产生色素沉着，甚至形成牙结石。此外，固定式保持器也有脱落的风险，一旦脱落而佩戴者又没有察觉，牙齿仍然可能会发生移位。

保持器要戴多长时间

原则上，保持器需要永久佩戴，这样才能绝对保证辛苦矫正的漂亮的牙齿不会发生反复。即便无法做到永久佩戴，一般至少也需要佩戴3年，经医生评估之后再决定是否摘除。对于孩子来说，保持器至少要佩戴到成年为止。

如果是活动式保持器，医生可能会要求在刚刚摘除矫治器的第一年里，全天佩戴，除吃饭、刷牙，或者有特殊场合担心影响交流的情况之外，其余时间都要佩戴。一年后，如果牙齿的位置较为稳定，可以改为只在晚上睡觉时佩戴。从第三年开始，孩子可以隔天晚上佩戴，直到牙齿变得稳固为止。

需要提醒家长们的是，佩戴保持器期间医生也会要求定期回诊。这是因为，在这一阶段，孩子的牙齿依旧是活动的，即使佩戴保持器，仍然有各种可能存在。家长一定要严格按照医生的建议带孩子回诊，以便有问题早发现。

佩戴保持器时要注意什么

尽管佩戴保持器是牙齿矫正的最后一个阶段，但是这一阶段如果不加以重视，很可能会功亏一篑。因此，在佩戴保持器的时候，还要注意以下事项。

（1）要严格保持口腔卫生，尤其是佩戴固定保持器的孩子，家长一定要多监督，以免保持器有死角清洁不彻底，反而容易形成蛀牙。

（2）给孩子准备一个专门的盒子用来存放保持器，当需要取下保持器的时候，用凉水将其洗净并浸泡起来，以隔绝外界空气中的病菌。

（3）每次摘戴保持器时，要先洗手；且戴之前还要先将牙齿和保持器刷干净。

（4）摘戴保持器时要用双手同时摘戴，用力要柔和，以免造成保持器变形、损坏等；戴的时候还要注意分清上下颌，不要戴反。

（5）佩戴保持器的时候不要吃东西（固定保持器除外），也不要喝茶水、咖啡、可乐等有色饮品，否则保持器被染上颜色会影响美观。

（6）清洗保持器时不要用热水烫、蒸、煮，不能用酒精等消毒剂清洗，以防压膜保持器变形。

（7）当保持器上粘有食物残渣时，可以用牙刷蘸上些许牙膏轻轻刷干净，但切忌用过硬的毛刷刷。

（8）定期回诊时，一定要连同保持器一同带给医生，以便矫治医生检查保持器的状态，必要时加以调整。

坚持戴保持器，牙齿一定不移位吗

一般来讲，牙齿排列的最佳状态是在矫治器摘掉的那一刻，但是在摘掉矫治器之后我们的齿列咬合还需要一段时间的磨合才能达到更加稳定的状态。因此，即便坚持佩戴保持器，矫正之后的牙齿也仍然可能会有小幅度的移动，当然这些细微的变化在临床上都是可以接受的。

牙齿矫正会有后遗症吗

俗话说"凡事有利就有弊"，牙齿矫正也一样。当我们用外力使得牙齿从原有的位置迁移到另一个位置，达到了美观的同时，对牙齿必然会有或多或少的影响。家长们是不是为此而担忧呢？

多年临床经验显示，牙齿矫正的确会有一些后遗症，主要有以下几种：

1. 牙龈萎缩

其实，造成牙龈萎缩的原因有很多，比如刷牙方式不正确（用力太大或是刷毛太硬），或者牙周疾病未得到及时治疗等，都可导致牙龈萎缩。此外，随着年龄的增大，牙龈也会慢慢变得萎缩，这属于正常老化现象。

而在牙齿矫正的过程中，如果牙齿向外移动太多，可能会造成牙槽骨太薄，如果恰好此处的牙龈也较薄，就可能会出现牙龈萎缩的现象。

2. 牙根吸收

事实上，牙根被吸收的情况多出现在成人的牙齿矫正中。通过前面讲过的牙齿矫正的原理可以得知，在矫正的过程中，拉动牙齿时受到挤压力的骨头会被吸收，相反，如果得到了更多空间，就会重新增生出新的骨头。但是在这一连串的复杂吸收和重建当中，有时候牙体组织也可能出错，把牙根也当作骨头吸收了，从而增加牙齿松动的可能。这种吸收极其微小，不会对牙齿的咀嚼功能造成任何不良影响，只有极少数情况才会出现牙根被过度吸收的现象。

对于儿童来说，只要在牙齿矫正的过程中，严格按照医生的要求进行口腔清洁，发生牙根吸收的概率就会微乎其微。

3. 牙齿松动

在矫正牙齿时，牙齿的移动是在外力的驱使下完成的。因此，在牙齿移动的过程中，牙齿周围的组织也会不断地发生移位和重建。一般来说，选择正规的牙科医院或诊所，牙医的正畸经验丰富，极少出现牙齿松动的情况。但由于每个人的体质、牙齿状况，以及佩戴矫治器时的口腔习惯等千差万别，也不排除会对牙周围组织造成损伤，出现牙槽骨损伤、牙龈萎缩等情况，进而出现牙齿松动的现象。

4．牙髓损伤

临床病例中，由于牙齿矫正造成牙髓损伤的情况概率极低，尤其是儿童牙齿矫正时更是少见。这是因为儿童的牙齿牙根尖开口较大，有充足的血液供应足够的养分来维持其活性。而且在正规牙科诊所或医院的牙科诊室，矫治医生会严格控制拉动牙齿的力量，使其既足以让牙齿移动，又不会损害牙齿。

但极个别牙齿特别脆弱的患者，由于牙齿承受不住矫正所带来的牵拉力而出现牙髓损伤的状况，这也是有可能的。

尽管牙齿矫正的确会带来一些难以避免的副作用，但家长们一定不要因噎废食，当孩子的牙齿的确需要矫正时，还是要听从医生的建议进行适当的矫正。否则，仅仅为了避免牙齿矫正带来的后遗症，就让孩子一辈子不敢恣意地笑，就有点儿得不偿失了。

专题：牙套宝宝的刷牙宝典

也许孩子已经掌握了自己刷牙的本领了，但是现在由于佩戴上了牙齿矫治器，刷牙又成了一件麻烦的事情。现在就来教一教我们的牙套宝贝如何将牙齿刷得干干净净吧！

当孩子佩戴矫治器后，与没有佩戴矫治器时相比，除了基本的刷牙之外，最重要的是要加强对矫治器周围的清洁，以免食物残渣等长期积聚在矫治器四周腐蚀牙齿。在佩戴矫治器期间，可以参考下面的步骤来清洁牙齿。

第一步：牙齿外侧面

刷牙齿的外侧面时，可以先对牙齿本身进行清洁，具体方法可以采用前面提到的巴士刷牙法，即把牙刷放在牙龈与牙面交界的位置，刷毛与牙齿呈45度角，刷上排牙齿时向上，刷下排牙齿时向下，来回每次刷两三颗牙齿。

对于矫治器的清洁，比如，刷上排矫治器时，可以先将牙刷平行压在矫治器上，来回刷矫治器。然后将牙刷放在牙齿与矫治器的交界线上，刷毛向下与牙齿呈45度角，微微震动；接着再将刷毛向上呈45度角，做同样的动作。这样就可以将上排矫治器清洁好了。下排矫治器与上排矫治器的清洁方法相同。

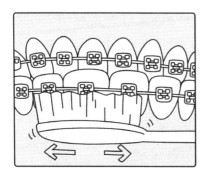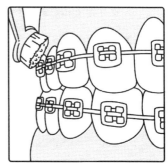

第二步：牙齿咬合面

清洁牙齿的咬合面比较简单，可以用相对简单的垂直刷牙法来清洁。具体方法就是让牙刷的刷毛与牙齿咬合面呈垂直状态，来回刷即可。

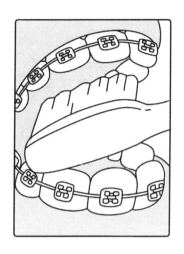

第三步：牙齿内侧

牙齿内侧面由于没有矫治器的干扰，因此可以使用之前介绍过的巴士刷牙法。

第四步：矫治器与牙齿之间的缝隙

由于牙刷无法进入矫治器内侧，因此可以利用牙间刷来清洁矫治器与牙齿之间的交界处。使用牙间刷时，需要将牙尖刷放入矫正线下方与矫治器交界处，上下来回移动，最终将食物残渣、牙垢等清洁出去。

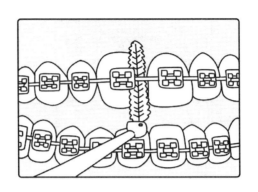

第五步：牙齿与牙齿之间的缝隙

对于牙齿之间缝隙的清洁，有两种方法：一种方法是选择适当大小的牙尖刷来清洁牙齿缝隙，这种方法适合于牙缝较宽的人；另一种方法是针对牙缝较小的人，对于牙缝较小的人，使用牙间刷会让牙齿不舒服，可以选择使用牙线。但是由于佩戴了矫治器，牙线无法穿过矫治器的钢丝，因此可以选择使用牙线架来帮忙。

除了固定式矫治器外，还有人选择佩戴活动式矫治器。这类矫治器由于患者可以自行摘取，所以清洁起来要比固定式矫治器方便很多。口腔的清洁按照常规方法进行即可，但同时要记得每天给活动式矫治器做好清洁，否则清洁了半天口腔和牙齿，细菌和食物残渣照样会在口腔里作怪，损害牙齿。